Sonnentau und Augentrost

Sonnentau und Augentrost

Kinder heilen mit Homöopathie
Von Monika Santozki

humboldt

Eltern & Kind

humboldt-Taschenbuch 791

Die Autorin:
Monika Santozki ist Heilpraktikerin und Dozentin für Gesundheitskurse an einer Heilpraktikerschule und an der Volkshochschule.

Umwelthinweis: gedruckt auf chlorfrei gebleichtem Papier

Hinweis für den Leser:
Alle Angaben in diesem Buch – insbesondere Mengenangaben, Dosierungen, Applikationen oder Therapieempfehlungen – wurden sorgfältig geprüft und entsprechen dem aktuellen Stand von Wissenschaft und Forschung. Dennoch kann für diese Angaben vom Verlag keine Gewähr übernommen werden. Auch kann dieses Buch eine erforderliche medizinische Behandlung nicht ersetzen.

Umschlaggestaltung: Wolf Brannasky, München
Umschlagfotos (Vorder- und Rückseite): Fotostudio Peter Bornemann, München

Druck: Presse-Druck Augsburg
Printed in Germany
ISBN 3-581-66791-6

1 2 3 * 97 96 95

Inhalt

Vorwort

Kinderkrankheiten können mit Homöopathie behandelt und geheilt werden. Diese Möglichkeit möchte ich allen homöopathisch interessierten Eltern mit diesem Ratgeber vorstellen. Ich habe mich auf die häufigsten Erkrankungen bei Kindern beschränkt, beschreibe jeweils die Krankheit kurz und stelle dann die wichtigsten homöopathischen Arzneien vor. Ich lege dabei großen Wert darauf, die charakteristischen Merkmale jedes Mittels sehr deutlich und wiederholt darzustellen, um die Wahl der Mittel zu erleichtern.
Die Beispiele sind in einfacher, verständlicher Form gewählt. Altmodische Formulierungen, in vielen Büchern heute noch zu finden, habe ich ganz bewußt vermieden. Neben ausgewählten homöopathischen Therapien enthält dieses Buch auch viele nützliche Ratschläge und Tips, die sich gut mit der Homöopathie verbinden lassen. Auf die Grenzen der Selbstbehandlung habe ich immer wieder hingewiesen, denn nicht alle Krankheiten können ohne Arzt oder Heilpraktiker therapiert werden!
Dieser Ratgeber soll Ihnen als Leitfaden und kleine Hilfe dienen. Er erhebt keinen Anspruch auf Vollständigkeit. Die vorgestellten Möglichkeiten beruhen zum größten Teil auf eigenen Erfahrungen aus meiner Praxis sowie mit meinen Kindern.
Zum Schluß möchte ich meinem Mann Klaus, meiner Tochter Ulrike und meinem Sohn Dirk danken, die mit unermüdlichem Eifer an der Erstellung dieses Buches mitgewirkt haben. Ich wünsche allen Lesern viel Freude beim Lesen dieses Büchleins und natürlich recht viele Erfolge mit der Homöopathie!

Monika Santozki

Grundlagen der Homöopathie

Zunächst eine wichtige Begriffsklärung: Was bedeutet Allopathie und was Homöopathie? Beide Bezeichnungen haben Sie sicher schon einmal gehört – oder gesehen, auf den Schaufenstern Ihrer Apotheke beispielsweise. Sie stehen für zwei unterschiedliche Welten in der Medizin und stammen aus dem Griechischen.
Allopathie setzt sich zusammen aus: allos = anders und pathos = heilen. Diese medizinische Wissenschaft kennen Sie alle! Es handelt sich hier um die sogenannte Schulmedizin, einer Heilweise, die für jedes Krankheitssymptom ein Gegenmittel einsetzt. Beispiel: Bei Schmerzen wird ein Mittel gegen den Schmerz verordnet, bei Verstopfung ein Abführmittel und so weiter. Man kann diese Reihe unendlich fortführen, auffallend ist immer, daß hier nur das Symptom, das Krankheitszeichen, behandelt wird, selten aber nach dem Warum dieser Erscheinungen gefragt wird.

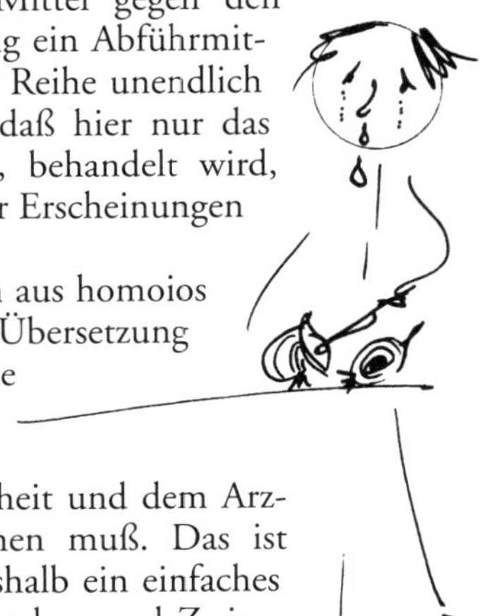

Homöopathie setzt sich zusammen aus homoios = gleich und pathos = heilen. Die Übersetzung beinhaltet ebenfalls die theoretische Erklärung für die Wirksamkeit dieser Heilweise, nämlich daß zwischen dem Symptom einer Krankheit und dem Arzneimittel eine Ähnlichkeit bestehen muß. Das ist sicherlich schwer zu verstehen, deshalb ein einfaches Beispiel: Wenn Sie in der Küche stehen und Zwiebeln schneiden, beginnen die Augen zu tränen und die Nase zu laufen.
Sie sehen aus, als ob Sie sich einen Schnupfen geholt hätten. Natürlich ist das nicht der Fall, die Beschwerden sind nur die Folge der Zwiebel, eine Art Kunstschnupfen. Dasselbe Bild bietet jedoch auch der wäßrige Schnupfen als Erkältungserscheinung, unabhängig von »Zwiebeleinflüssen«. Ich meine den Wasser-

schnupfen mit tränenden Augen und laufender Nase. Dieser Schnupfenpatient wird in der Homöopathie mit dem Mittel Allium cepa (Zwiebel) behandelt. Dieses Beispiel verdeutlicht bereits das Prinzip der Homöopathie auf einfache, aber deutliche Art: Ähnliches wird durch Ähnliches geheilt.

Geschichte der Homöopathie

Der Begründer dieser medizinischen Wissenschaft »Homöopathie« war der deutsche Arzt Samuel Hahnemann (1755–1843). Er stellte 1790 den berühmten Chinarindenversuch auf, durch den die Homöopathie ihren Anfang nahm.
Chinarinde wurde damals zur Bekämpfung der Malaria eingesetzt. Hahnemann stellte fest, daß er nach Einnahme von Chinarinde ein Fieber bekam, das mit dem Malariafieber zu vergleichen war.
Im Laufe der Zeit erprobte Hahnemann zahlreiche andere Stoffe, immer am gesunden Menschen. Alle auftretenden Erscheinungen wurden gesammelt, verglichen und dann bestimmten Krankheiten zugeordnet. Dabei registrierte Hahnemann nicht nur die körperlichen Erscheinungen, sondern auch Empfindungen, Wetterumstände, Uhrzeit und vieles andere mehr. Man nennt diese Symptome auch Modalitäten. Durch diese zahlreichen Merkmale ist es möglich, ein individuelles Mittel für den Patienten zu finden.

Was bedeutet Potenzieren?

Im Laufe seiner Beobachtungen bemerkte Hahnemann, daß viele Patienten nach Einnahme seiner Medikamente mit starken Reaktionen (Erstverschlimmerungen) reagierten. Um diese Reaktionen zu mildern, verdünnte er die Arznei nach einem bestimmten Verfahren und stellte fest, daß die Reaktionen sanfter ausfielen, die Heilung aber dennoch eintrat.
Dieses Verdünnungsverfahren nennt man Potenzieren. Man unterscheidet in der Homöopathie zwischen verschiedenen Arten von Potenzen. In diesem Ratgeber werden nur die D-Potenzen empfohlen. Alle anderen gehören in die Hand des erfahrenen Therapeuten.

Wie entsteht eine D-Potenz?

Den Ausgangsstoff einer homöopathischen Arznei bezeichnet man als Urtinktur (= 0) abgekürzt. Um ein homöopathisches Mittel zu erhalten, wird diese Urtinktur verdünnt:
1 Teil Urtinktur + 9 Teile Verdünnung = D 1.
1 Teil Urtinktur + 99 Teile Verdünnung = C 1.
In dem Begriff D-Potenz steckt das Wort dezimal = 10.
In dem Begriff C-Potenz steckt das Wort centisimal = 100.
Um zu D 2 (C 2) zu kommen, wird folgendermaßen verfahren:
1 Teil D 1 + 9 Teile Verdünnung = D 2.
1 Teil C 1 + 99 Teile Verdünnung = C 2.
Dieses Verfahren können Sie endlos weiterführen, bis zu D 200 (C 200) und so weiter. Das Verfahren ist immer gleich. Als Verdünnung wird bei Flüssigkeiten ein Wasser/Alkoholgemisch, bei allen anderen Formen ein Milchzuckergemisch verwendet.
Können solch winzige Dosen, chemisch ab D 6 nicht mehr nachweisbar, überhaupt noch eine Wirkung haben? Kritiker und Gegner haben da ihre Zweifel. Aber: Die Erfolge der Homöopathie sprechen eindeutig für eine Wirksamkeit, besonders in den höheren Potenzen.

Wie ist die Wirkung zu erklären?

Die Konzentration des Wirkstoffs macht nicht die entscheidende Wirkung aus, es ist die arteigene Schwingung jedes Stoffes, die durch das besondere Verfahren entsteht. Durch das Verdünnen einer Substanz entsteht noch lange kein homöopathisches Medikament. Erst durch das Verschütteln dieser Verdünnung entsteht eine feinstoffliche Schwingung, die dann die Selbstheilung des Körpers anregt.
Nach jedem Verdünnungsschritt wird die Mischung zehnmal verschüttelt, senkrecht von oben nach unten. Je öfter das Mittel verdünnt wird, um so öfter wird es auch verschüttelt. Dadurch wird die Schwingung dieses Medikamentes immer feiner und tiefgreifender.
Jede feine Schwingung gibt Impulse oder Reize ab, die unsere Körperzellen erreichen und unsere Energie anfachen.
Für die Homöopathie gilt: Je höher die Verdünnungsstufe, desto feinstofflicher und tiefgreifender ist der entstehende Reiz auf den

Körper. Chronische oder schwerwiegende Krankheiten werden deshalb immer mit höheren Potenzen behandelt als akute.

Die Darreichungsformen

Tropfen	alkoholische Lösung
Tabletten	Milchzuckergemisch
Globuli	Zuckerkügelchen mit aufgebrachtem Wirkstoff
Salben	Salbengrundlage mit eingearbeitetem Wirkstoff
Ampullen	alkoholische Lösung zur Injektion
Pulver	Milchzuckerverreibung

Die Dosierung

Als Faustregel können Sie sich merken:
5 Tropfen entsprechen 1 Tablette oder 5 Globuli.
Die beste Anwendungsform für Kinder sind die Globuli; sie enthalten keinen Alkohol und werden gern eingenommen. Bei akuten Erkrankungen werden die Mittel meistens in D 6 gegeben.

- Als Standarddosierung gilt – wenn nicht anders angegeben –: 3mal täglich 5 Globuli im Mund zergehen lassen. In akuten Fällen – wenn nicht anders angegeben –: Die Globuli in Wasser auflösen, mit einem Kunststofflöffel umrühren und von dieser Mischung alle 5–10 Minuten einen Teelöffel voll geben.
- Wichtig! Es gibt keine Dosierungsunterschiede zwischen Kindern und Erwachsenen! Ein Säugling bekommt also genausoviel Arznei wie ein Erwachsener.

Die Dauer der Anwendung

In der Schulmedizin gilt: Nach Besserung der Beschwerden im allgemeinen noch einige Tage die Einnahme fortsetzen. Das gilt nicht für die Homöopathie. Wenn eine deutliche Besserung der Beschwerden eingetreten ist, wird das Mittel abgesetzt.
Spätestens nach der dritten Gabe einer homöopathischen Arznei soll eine Besserung oder Linderung eintreten. Tritt wider Erwar-

ten keine Reaktion ein, muß eventuell ein anderes Mittel versucht werden.
Wenn sich die Beschwerden nach der Einnahme verändern, muß ein Folgemittel gesucht werden. (Näheres dazu bei den entsprechenden Krankheiten.)

Was ist in der Homöopathie eine Besserung?
- Das Kind fühlt sich allgemein wohler.
- Das Kind schläft ruhig ein.
- Atmung und Puls des Kindes werden gleichmäßiger.
- Gesunder Appetit kehrt zurück.
- Angst- oder Schockzustände klingen ab.

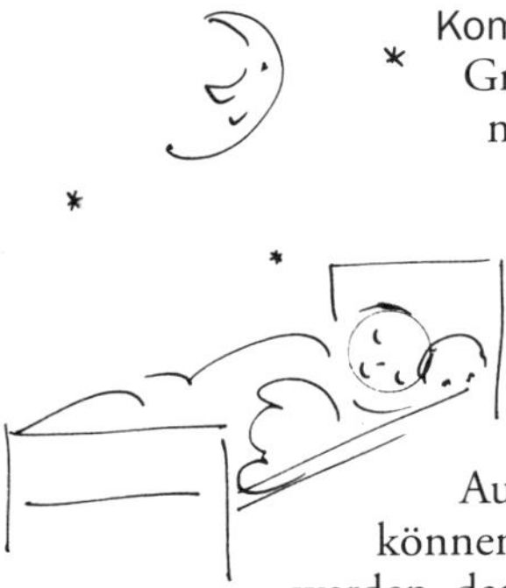

Kombination mit anderen Substanzen

Grundsätzlich sollen homöopathische Mittel nicht mit anderen Arzneien gemischt werden! Keine ätherischen Öle in Verbindung mit Homöopathie! Das bedeutet: Keine gleichzeitige Inhalation mit Kamille, Pfefferminz, keinen Hustentee, kein Erkältungsbad nebenher! Das ätherische Öl zerstört die feinstoffliche Wirkung des homöopathischen Mittels. Nur in Ausnahmefällen, zum Beispiel bei Verletzungen, können mehrere homöopathische Mittel eingenommen werden, dann aber nur in festen zeitlichen Abständen.

Lagerung und Haltbarkeit

Homöopathische Medikamente sollen trocken, am besten in einem Arzneischrank, aufbewahrt werden.

- Wichtig! Nicht neben Heilpflanzentees (Kamille, Fenchel, Anis, Pfefferminz oder anderen stark duftenden Tees) lagern, weil die ätherischen Öle die Wirksamkeit beeinträchtigen. Das gilt auch für Heilpflanzenöle, Salben, Badezusätze und Parfüm. Nicht auf der Heizung oder in praller Sonne lagern. Nicht auf elektrische Geräte legen, zum Beispiel Fernseher, Stereoanlage, Mikrowellengerät. Diese Geräte geben Strahlen ab und stören die Wirksamkeit der Homöopathie.

Säugling und Kleinkind

Kleine Kinder und ganz besonders Säuglinge können sich ja noch nicht richtig verständlich machen, wenn ihnen etwas fehlt. Dennoch merken Sie als Eltern oft am Verhalten Ihres Lieblings, daß irgend etwas nicht stimmt.
In diesem Abschnitt werden die häufigsten, alltäglichen Beschwerden, die im Säuglingsalter auftreten können, besprochen. Dazu gehören:

- Blähungen,
- Erbrechen,
- Durchfall,
- Zahnungsbeschwerden,
- Schlafstörungen, oft als Folge dieser Beschwerden.

Blähungen

Diese krampfartigen Bauchschmerzen stellen Eltern und Kind oft auf eine harte Probe und erfordern starke Nerven. Die kolikartigen Schmerzen beginnen oft ganz plötzlich, hören aber genauso schnell wieder auf. Blähungen sind zwar sehr unangenehm und tun weh, sind jedoch harmlos; meistens sind sie die Folge von zu hastigem Saugen und damit verbundenem Luftschlucken. Da das Verdauungssystem des Babys sehr sensibel ist, entstehen sehr schnell lästige Darmgase, die diese Schmerzen verursachen. Noch ein Trost für alle geplagten Eltern und Kinder: Nach drei bis vier Monaten bessern sich die Blähungsbeschwerden meistens von ganz allein.

- Mein Tip: Oft lindert eine Massage des Bäuchleins die Beschwerden des Kindes ebenfalls. Die Massage soll dem anatomischen Verlauf des Dickdarms angepaßt sein, man beginnt unten rechts und endet unten links.

Achtung! Nicht alle Kinder empfinden diese Massage als angenehm. Bei den folgenden homöopathischen Mitteln wird darauf speziell hingewiesen.

Die wichtigsten homöopathischen Mittel

(Dosierung siehe Seite 13)

Da Blähungen besonders in der Nacht als störend empfunden werden, eignen sich die im folgenden vorgestellten Arzneien gleichermaßen zur Behandlung der auftretenden Schlafstörungen.

Chamomilla (Kamille)
Chamomilla ist eines der wichtigsten Kindermittel in der Homöopathie und hat ein sehr breites Anwendungsgebiet; besonders in den ersten Lebensmonaten ist es oft angezeigt und leistet gute Dienste.
Ein Kind, das auf Chamomilla gut anspricht, ist unruhig, nervös, es schreit ununterbrochen, ist schwer zufriedenzustellen. Das schrille Geschrei geht den Eltern sehr auf die Nerven. Das Kind beruhigt sich nur, wenn es ständig herumgetragen wird. Sobald es wieder hingelegt wird, beginnt die Prozedur erneut. Auffallend ist außerdem eine starke Rötung einer Gesichtshälfte des Kindes. Die abgehenden Blähungen sind stinkend, oft sauer riechend. Die starken, kolikartigen Schmerzen lösen eventuell zusätzlich Erbrechen aus. Das Kind krümmt sich dabei vor Schmerzen. Eine Bauchmassage nimmt dieses Kind meistens dankbar an, in Verbindung mit einer Gabe Chamomilla bessern sich die Beschwerden oft sehr schnell.

> Merke! Ein Chamomillakind braucht immer Zuwendung und Körperkontakt (Herumtragen, Streicheln).

Bryonia (Weiße Zaunrübe)
Auch das Bryoniakind schreit durchdringend, ist nervös, gereizt und unruhig. Der Versuch, es durch Herumtragen und Streicheln zu beruhigen, schlägt hier jedoch völlig fehl. Im Gegenteil, das Gebrüll des Kindes steigert sich nur noch. Auch die Bauchmassage verfehlt hier ihre Wirkung; sie macht alles nur noch schlimmer.
Typisch für das Mittel Bryonia ist Bewegung, daher verschlimmern Herumtragen, Streicheln, Massage alle Beschwerden. Ruhe

dagegen bessert und tut immer gut, ebenso leichter Druck auf das Bäuchlein.
Geben Sie Ihrem Kind eine Gabe Bryonia, und legen Sie es anschließend in Bauchlage ins Bettchen. Höchstwahrscheinlich haben Eltern und Kind jetzt Ruhe.

Magnesium phosphoricum (Magnesiumphosphat)

Magnesium phosphoricum, ein Stoff aus dem Mineralbereich, ist in der Homöopathie als universelles Mittel bei Krämpfen und Koliken bekannt.
Das Bäuchlein des Kindes ist hier auffallend gebläht, oft tritt zusätzlich Schluckauf hinzu, ein Hinweis auf große Luftmassen im Körper. Spontaner Abgang von Winden bringt dem Kind Erleichterung. Wärme tut dem Kind auffallend gut, ebenfalls charakteristisch für dieses Mittel. Eine Wärmflasche und dazu eine sanfte Bauchmassage helfen hier gut.

> Wichtig! Wenn das Kind die wohlgemeinte Wärmflasche nicht haben möchte oder noch unruhiger wird, spricht es auf Magnesium phosphoricum mit Sicherheit nicht an.

Colocynthis (Bittergurke)

Colocynthis ist ein bewährtes Mittel bei allen starken, stechenden oder schneidenden Krampfschmerzen und Koliken.
Hier wird es angewendet, wenn sich das Kind vor Schmerzen krümmt, dabei aufbäumt oder die Beinchen an den Körper zieht. Dadurch bekommt es Erleichterung. Um den Bauchnabel sind die Schmerzen besonders ausgeprägt.
Leichte Massage des Bäuchleins oder ein lauwarmer Bauchwickel lindern zusätzlich die Schmerzen.

- Mein Tip: Colocynthis eignet sich auch sehr gut zur Behandlung von Nabelkoliken bei größeren Kindern!

Wenn keines der angesprochenen Mittel so richtig zutrifft, hier noch folgende Alternativen:

Für gestillte Kinder, also Brustkinder

■ Carbo vegetabilis (Holzkohle)

Dieses Mittel eignet sich für alle Säuglinge, die bereits während des Stillens sehr unruhig sind und dadurch auch relativ viel Luft schlucken. Sie neigen auch zum verzögerten Aufstoßen, das sogenannte »Bäuerchen« läßt lange auf sich warten. Das hat zur Folge, daß die aufgenommene Nahrung gärt, bläht und zum Trommelbäuchlein führt. Hier ist Carbo vegetabilis immer einen Versuch wert.

Dosierung: Vor jedem Stillen werden 2–3 Globuli Carbo vegetabilis D 6 in etwas lauwarmem Wasser aufgelöst und dem Kind mit einem Kunststofflöffel eingeflößt. Anschließend wird das Kind wie gewohnt gestillt.

Für Flaschenkinder

■ Magnesium carbonicum (Magnesiumcarbonat)

Auch diese Kinder sind bereits beim Trinken sehr unruhig und saugen sehr hastig, was wieder zum verstärkten Luftschlucken führt. Die Hautausdünstungen sowie der Stuhlgang des Kindes riechen oft leicht säuerlich.

Dosierung: 2–3 Globuli Magnesium carbonicum D 6 in etwas lauwarmem Wasser auflösen und dem Kind einflößen. Anschließend wird die Flaschennahrung wie gewohnt gefüttert.

Tips für Wickel und Kompressen

Wenn Sie Ihrem Baby einen Bauchwickel oder eine Kompresse zubereiten möchten, beachten Sie bitte folgendes:

Säuglinge reagieren intensiver auf Temperaturreize als Erwachsene, deshalb darf ein Wickel niemals ganz kalt und vor allen Dingen nicht sehr heiß sein. Die beste Temperatur ist hand- beziehungsweise lauwarm.

Die Haut eines Säuglings ist sehr empfindlich. Hautreizende Zusätze sollen deshalb nicht angewendet werden. Um die Wirkung des homöopathischen Mittels nicht zu zerstören, verzichtet man am besten auf alle Zusätze. Es geht hier nur um die Anwendung von Wärme.

Um einen Wickel fachmännisch anzulegen, sollten Sie immer ein Mull- oder Wickeltuch benutzen. Dieses Tuch darf nicht triefend naß sein, sondern sollte leicht ausgewrungen werden. Oft wird während dieser Wärmeanwendung spontan Urin ausgeschieden. Legen Sie deshalb eine Mullwindel zwischen die Beine des Kindes.

Wichtig! Keine Fertigwickel mit Plastikfolie verwenden, weil es dabei zu einem Wärmestau kommen kann. Während der Wickeleinwirkung darf das Kind nicht unbeaufsichtigt sein. Die beste unterstützende Maßnahme ist warmes Einhüllen in ein Badetuch und anschließendes Herumtragen mit engem Körperkontakt.

Erbrechen des Säuglings

Fast jeder Säugling erbricht in den ersten Lebenswochen nach dem Stillen oder Füttern mit der Flasche einen kleinen Teil der Nahrung. Oft ist dies die Folge von zu hastigem Trinken und geben sich diese »Überlauferscheinungen« nach kurzer Zeit von allein. Wichtig ist für das Kind eine ruhige, harmonische Umgebung während des Fütterns. Auch zahlreiche Zuschauer bringen zwangsläufig Unruhe und wirken sich negativ auf die Verdauung des noch sehr sensiblen Säuglings aus.

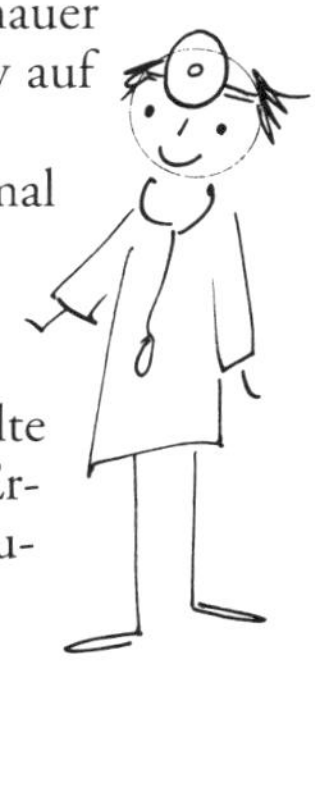

Wenn ein Baby, das ansonsten ganz munter und normal erscheint, plötzlich erbricht, ist meistens noch kein Anlaß zur Sorge gegeben. Kommen zum Erbrechen jedoch allgemeine Krankheitszeichen wie Fieber, Schmerzen, Durchfall oder starke Unruhe dazu, sollte ein Arzt oder Heilpraktiker um Rat gefragt werden. Erbricht ein Säugling sehr heftig und magert dabei zusehends ab, ist ebenfalls fachliche Hilfe angezeigt.

Wichtig! Langanhaltendes Erbrechen führt bei Säuglingen und Kleinkindern sehr schnell zu starkem Flüssigkeitsverlust und damit zu einem gefährlichen Mangel an Salzen, Mineralien und Zucker.

Die wichtigsten homöopathischen Mittel

Aethusa cynapium (Hundspetersilie)

Aethusa ist das Hauptmittel bei Milcherbrechen und auch bei Milchunverträglichkeit des Säuglings. Das Kind erbricht unmittelbar nach dem Trinken einen Schwall von Milch; danach ist es müde und erschöpft, hat aber sofort wieder Hunger, ein ganz typisches Zeichen für die Anwendung von Aethusa. Wird dieses Kind erneut gefüttert, wiederholt sich alles. Dieser Zustand ist für Mutter und Kind sehr belastend.

Ursache dieser Beschwerden ist meistens eine Verdauungsschwäche des Kindes, das heißt, die aufgenommene Milch wird nur unvollständig verdaut. Unbehandelt entsteht hier ein Teufelskreis, der zum Kräfteverfall des Säuglings führen kann.

Aethusa eignet sich auch gut für größere Kinder, denen bereits beim Anblick von Milch oder Milchspeisen übel wird. Hier stellt sich allerdings die Frage, ob es sinnvoll ist, ein Kind unter diesen Umständen zur Milchnahrung zu zwingen!

- Dosierung: Man verabreicht vor jeder Mahlzeit 3 Globuli Aethusa D 6, aufgelöst in etwas lauwarmem Wasser. Nach 10 Minuten wird dann die Milchnahrung gefüttert.

Aethusa sollte über einen längeren Zeitraum vorbeugend gegeben werden. Tritt nach Anwendung des Mittels keine Besserung ein, muß ein Fachmann hinzugezogen werden!

Antimonium crudum (Schwarzer Spießglanz)

Auch ein Kind, das Antimonium crudum benötigt, erbricht die Milch schwallartig. Dabei ist die Zunge des Kindes oft weißlich belegt. Auffallend und sehr deutlich von Aethusa zu unterscheiden ist hier folgendes: Ein Kind, das Antimonium crudum benötigt, hat nach dem Erbrechen keinen Appetit mehr, es verweigert weitere Nahrungsaufnahme. Außerdem ist dieses Kind sehr unruhig und erregt.

- Dosierung und Anwendung siehe Aethusa.

Cuprum (Kupfer)

Erfolgt das Erbrechen des Säuglings plötzlich wie aus einem Strahl in kleinen Portionen, eventuell auch aus den Mundwinkeln oder aus der Nase, handelt es sich oft um einen beginnenden Pyloruskrampf. Das ist eine Zusammenkrampfung des Magenpförtners, einem Muskel, der sich am Magenausgang befindet. Wenn dieser Muskel verkrampft, kann er nicht korrekt arbeiten, er öffnet sich unvollständig. Dadurch kann die Nahrung nicht portionsweise weiterbefördert werden. Der Magen kommt bildlich gesprochen zum »Überlaufen«.

- Dosierung: 5 Globuli Cuprum D 6 in etwas lauwarmem Wasser auflösen, davon einen Teelöffel verabreichen = eine Gabe. Nach 10 Minuten diese Gabe wiederholen. Keine Daueranwendung, nur im Akutfall angezeigt! Die Nahrung sollte außerdem in kleinen Portionen, auf 8–10 Mahlzeiten verteilt, gegeben werden, damit der Magen nicht überlastet wird.

Tritt nach Gabe von Cuprum keine Besserung ein oder kommt es zu tastbaren Verhärtungen im Bauchraum des Kindes, ist eine klinische Behandlung notwendig!

Durchfälle beim Säugling

Nicht jede häufige Stuhlentleerung bedeutet beim Säugling Durchfall. Oft sind mehrmalige Stuhlentleerungen normal. Streß, Aufregung, Nahrungsumstellung oder ungewohnte Umgebung können ebenfalls die Ursache sein. Auch halbfester Stuhl ist noch kein Durchfall. Erst wenn mehrere, plötzlich hintereinander auftretende dünnflüssige Entleerungen auftreten, spricht man von Durchfall. Dieser Durchfall muß dann auch ernst genommen und sofort behandelt werden.

Wichtig! Durchfall führt unbehandelt beim Säugling, ebenso wie langanhaltendes Erbrechen, zum Verlust wichtiger Elektrolyte und kann für das Kind lebensbedrohend werden. Wenn das Kind auf die von Ihnen eingeleiteten Behandlungsmaßnahmen nicht anspricht oder eine Verschlechterung des Allgemeinzustandes eintritt, wie zunehmende Schwäche und Benommenheit, beschleunigte und vertiefte Atmung, zunehmende Exsikkose (Austrocknung), starker Temperaturanstieg oder ähnliches ist sofort ärztliche oder klinische Behandlung erforderlich.

Anstelle der normalen Nahrung kann dem Kind eine Karottensuppe gefüttert werden.
Karotten haben starke toxinbindende Eigenschaften und können dem Säugling ab der vierten Lebenswoche als Heilnahrung verabreicht werden.

Rezept für eine Karottensuppe
60 Gramm gekochte Karotten werden passiert und mit dem Kochwasser auf 200 Gramm aufgefüllt, anschließend kurz aufgekocht. Man kann mit etwas Traubenzucker süßen. Sobald eine Besserung eingetreten ist, kann diese Karottensuppe übergangsweise mit Milchnahrung gemischt werden. Am ersten Tag: 2 Teile Karottensuppe und 1 Teil Milch, am zweiten Tag: Karottensuppe und Milch zu gleichen Teilen. Ab dem dritten Tag kann dann zur normalen Ernährung übergegangen werden. Als Alternative können Reisschleim oder fertige Heilnahrungen verwendet werden.

Die wichtigsten homöopathischen Mittel

(Dosierung siehe Seite 13)

Aethusa cynapium (Hundspetersilie)
Besonders bei Kindern, die anfangs unter Milcherbrechen gelitten haben, kommt es oft, besonders während des Zahnens, zu Durchfällen. Dieser Durchfall wird von krampfartigen Bauch-

schmerzen begleitet. Er ist wäßrig oder schleimig, von hellgelber bis hellgrünlicher Farbe. Oft wird zusätzlich Milch erbrochen. Die Kinder sind unruhig und ängstlich.

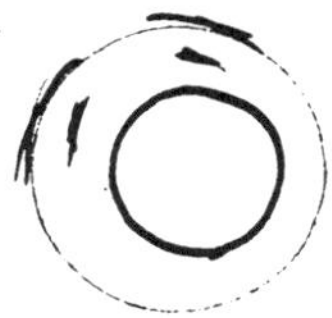

Calcarea carbonicum (Calcium carbonicum = Austernschale)
Auch dieser Durchfall tritt oft als Begleitung des Zahnens auf. Das Kind hat einen heißen, schwitzigen Kopf, kalte Füße und einen dicken, aufgetriebenen Bauch. Der Stuhl ist anfangs sehr hart, wird aber danach schnell weich und flüssig. Die Stühle sind oft unverdaut und riechen säuerlich.
Calcium carbonicum ist ein wichtiges Kindermittel, besonders bei Konstitutionsbehandlungen.

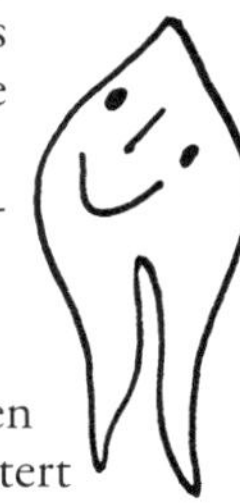

Calcium phosphoricum (Calciumphosphat)
Das Baby, das auf dieses Mittel gut anspricht, hat trotz guten Appetits kolikartige Bauchschmerzen. Es möchte ständig gefüttert werden. Zahnungsbeschwerden kommen ebenfalls oft hinzu. Hände und Füße sind auffallend kalt, der Stuhl kommt blasig, schleimig und wird von stinkenden Blähungen begleitet.

Chamomilla (Kamille)
Hier sind wieder die typischen Chamomillazeichen anzutreffen. Das Kind ist unruhig, jammert, schreit und ist sehr gereizt. Auch hier ist eine Gesichtshälfte wieder auffallend gerötet. Das Kind ist nur schwer zufriedenzustellen, nur das Herumtragen kann das Kind beruhigen.

Der Durchfall des Kindes ist sehr wäßrig, stinkend und von gelbgrüner Farbe, er ähnelt dem Aussehen von Rührei. Auch dieser Durchfall kann eine Begleiterscheinung des Zahnens sein.

Belladonna (Tollkirsche)
Ein Kind, das Belladonna benötigt, hat ein stark gerötetes Gesicht, ist sehr schläfrig und benommen. Oft besteht leichtes Fieber. Der Durchfall ist grünlich-wäßrig.

Rheum (Rhabarber)
Rheum ist ein ausgesprochenes Durchfallmittel für Säuglinge und Kleinkinder. Das Kind ist sehr ungeduldig, es schreit und ist

unzufrieden. Es leidet unter schmerzhaften Nabelkoliken, oft gesellen sich Zahnungsprobleme dazu. Der abgehende Stuhl riecht auffallend sauer, ist schaumig, fast wie gegoren. Die Haut und der Schweiß des Kindes riechen ebenfalls säuerlich.
Das Baby fröstelt leicht und möchte deshalb gut zugedeckt werden. Bewegung verschlimmert alle Beschwerden, also auch das Herumtragen!

Podophyllum (Maiapfel)
Podophyllum gilt in der Homöopathie als »Standarddurchfallmittel« bei akuten Durchfällen. Der Stuhl ist hier auffallend wäßrig und schießt heraus. Man spricht vom sogenannten »Hydrantenstuhl«, weil er wie Wasser aus einem Hydranten schießt. Meistens werden sehr große Mengen auf einmal entleert, oft im Wechsel mit Verstopfung. Auffallend ist hier, daß der Durchfall morgens besonders stark ist.

Zahnungsbeschwerden des Säuglings

(Dosierung siehe Seite 13)

Die in Frage kommenden homöopathischen Mittel sind weitgehend identisch mit denen, die schon bei der Durchfallbehandlung genannt wurden, weil beide Erscheinungen oft zusammen auftreten.
Die wichtigsten Mittel bei Zahnungsbeschwerden sind jedoch:

Chamomilla (Kamille)
Hier haben wir wieder unser gereiztes »Chamomillakind« mit allen typischen Eigenarten. In der Zahnungsperiode ist das Kind hochsensibel und reagiert auf die kleinsten Geräusche mit Gebrüll. Diese Geräuschempfindlichkeit läßt es auch nachts häufig aufwachen. Die Gesichtshälfte der zahnenden Seite ist stark gerötet, ebenso das Zahnfleisch und die Mundschleimhaut.

Belladonna (Tollkirsche)
Das »Belladonnakind« ist ebenfalls unruhig und erregt, hat aber einen gleichmäßig roten und sehr heißen Kopf. Die Pupillen des Kindes sind oft auffallend weit, das Zahnfleisch ist geschwollen und hochrot. Das Kind ist schreckhaft und sehr schläfrig.

Cina (Zitwerblüten)
Ein Kind, das gut auf diese Arznei anspricht, reagiert ähnlich wie unser Chamomillakind. Es ist reizbar, unzufrieden, schreit durchdringend und läßt sich nur schwer beruhigen.
Herumtragen, Hin- und Herwiegen, Streicheln oder Spazierenfahren gefallen dem Kind gut und stellen es zufrieden. Auffallend sind die dunklen Ringe, die sich unter den Augen abzeichnen. Der Kopf ist meistens stark gerötet, außerdem leidet das Kind an Bauchschmerzen, die besonders um den Bauchnabel ausgeprägt sind.
Das Kind reibt sich sehr stark das Näschen oder bohrt sogar darin.

Wundsein des Säuglings (Windeldermatitis)

Die Bequemlichkeit der Wegwerfwindeln wird von vielen Müttern mit dem Preis einer Hautschädigung bezahlt. So schnell, bequem und einfach diese Windeln auch sind, nicht jedes Kind verträgt die Einmalwindel.
Durch den Nässepuffer, von der Werbung immer wieder angepriesen, kann sich sehr schnell eine Soormykose entwickeln. Die Hauterscheinungen breiten sich meistens über den gesamten Bereich des Gesäßes aus und verursachen starke Schmerzen. Durch den ständigen Kontakt mit Urin und Stuhlgang entsteht schnell eine akute Entzündung.
Zur Beseitigung und Linderung der Beschwerden ist es oft unerläßlich, auf die gute alte Stoffwindel zurückzugreifen. Zusätzlich kann die Homöopathie gute Hilfe leisten.

Die wichtigsten homöopathischen Mittel

(Dosierung siehe Seite 13)

Cantharis (Spanische Fliege)
Das Kind hat so stark gerötete Haut wie bei einem Sonnenbrand. Alles fühlt sich sehr heiß an und ist stark entzündet. Wenn diese empfindliche Haut naß wird, weint das Kind vor Schmerzen.

Mezereum (Seidelbast)
Die Haut des Kindes ist entzündet und näßt. Es bilden sich außerdem Bläschen und Pusteln. Das entstehende Ekzem quält das Kind besonders durch den Juckreiz. Nach dem Waschen und durch Wärme verschlechtert sich der Zustand der Haut.

Chamomilla (Kamille)
Kinder, die auf Chamomilla gut ansprechen, leiden oft zusätzlich an Zahnungsproblemen, verbunden mit Durchfällen. Dieser Durchfall ist sehr aggressiv und führt zur Entzündung der Haut. Das Kind zeigt wieder die typischen Chamomillazeichen: Herumtragen und Zuwendung aller Art bringen Erleichterung.

Graphites (Reißblei)
Hier handelt es sich um eine fortgeschrittene Windeldermatitis. Die Haut bildet Krusten mit übelriechendem, gelblichem Sekret. Diese Hautentzündung neigt dazu, sich auch auf den Unterbauch und den Rücken auszudehnen.

Kreosotum (Buchenholzteerkreosot)
Die Haut des Kindes ist stark entzündet und gereizt. Es bestehen starkes Brennen sowie Juckreiz. Es bilden sich kleine Pusteln und Blasen, die sehr schnell zu Blutungen neigen.

Medorrhinum (Nosode)
Treten neben der auffallenden Rötung verstärkt Papeln in Erscheinung und verschlechtert sich der Gesamtzustand der Haut immer durch den Kontakt mit Urin, sollten Sie Ihrem Kind Medorrhinum geben. Man erreicht hiermit verblüffende Erfolge.

Mercurius solubilis (Quecksilberverbindung)
Verschlechtert sich der Hautzustand des Kindes immer nach erfolgtem Stuhlgang, also nach Kontakt mit den Exkrementen, sollten Sie Mercurius solubilis versuchen.

So vermeiden Sie eine Windeldermatitis

Der Windeldermatitis kann man durch eine sachgerechte, sorgfältige Hygiene vorbeugen.

- Windeln häufig wechseln! Bei empfindlicher Haut lieber auf Mullwindeln zurückgreifen!
- Reizfreie Waschmittel benutzen, möglichst keinen Weichspüler verwenden!
- Reizfreie, unparfümierte Babypflegeprodukte benutzen! Als Badezusatz haben sich Kleiebäder (zum Beispiel Töpfer Kleiebad) bewährt.
- Wenn die Haut des Kindes auffallend trocken ist, kann man die befallenen Stellen mit Zinköl betupfen.
- Entzündete Hautstellen desinfiziert man mit Calendula Urtinktur. Dazu werden 5 Tropfen der Tinktur mit einer halben Tasse lauwarmem Wasser verdünnt. Anschließend wird die Haut mit dieser Flüssigkeit vorsichtig betupft. Die Haut an der Luft trocknen lassen!

Wissenswertes auf einen Blick

Blähungen

Chamomilla (Kamille)
Leitmotive: unruhig, nervös, gereizt, will getragen werden, hartnäckige Blähungskoliken, Stuhl riecht nach faulen Eiern.

Bryonia (Weiße Zaunrübe)
Leitmotive: launisch, gereizt, Bewegung verschlechtert, hier das Herumtragen, Ruhe bessert.

Magnesium phosphoricum (Magnesiumphosphat)
Leitmotive: Bauch stark gebläht, Wärme lindert.

Colocynthis (Bittergurke)
Leitmotive: bewährtes Krampfmittel, starkes Zusammenkrümmen, leichte Massage und Wärme bessern.

Carbo vegetabilis (Holzkohle)
Leitmotive: »Brustkinder«, Unruhe beim Saugen, verzögertes Bäuerchen.

Magnesium carbonicum (Magnesiumcarbonat)
Leitmotive: »Flaschenkinder«, hastiges Trinken, Luftschlucken.

Erbrechen

Aethusa cynapium (Hundspetersilie)
Leitmotive: schwallartiges Milcherbrechen, guter Appetit.

Antimonium crudum (Schwarzer Spießglanz)
Leitmotive: schwallartiges Erbrechen, kein Appetit.

Cuprum (Kupfer)
Leitmotive: strahlartiges Erbrechen, auch aus der Nase laufend.

Durchfall

Aethusa cynapium (Hundspetersilie)
Leitmotive: siehe oben, wäßriger Durchfall.

Calcarea carbonicum (Calciumcarbonat)
Leitmotive: heißer Kopf, kalte Füße, aufgeblähter Bauch, Stuhl am Anfang hart, danach weich und flüssig, sauer und unverdaut.

Calcium phosphoricum (Calciumphosphat)
Leitmotive: blasiger, stinkender Stuhl, kalte Hände und Füße.

Chamomilla (Kamille)
Leitmotive: siehe oben, gelb-grüner, wäßriger Stuhl.

Belladonna (Tollkirsche)
Leitmotive: heißer, roter Kopf, schläfrig, benommen, erweiterte Pupillen, grünlich, wäßriger Stuhl.

Rheum (Rhabarber)
Leitmotive: saurer Stuhl, saure Hautausdünstungen, Wärme und Zudecken bessern, Bewegung verschlechtert.

Podophyllum (Maiapfel)
Leitmotive: »Hydrantenstuhl«, bewährtes Durchfallmittel, oft im Wechsel mit Verstopfung auftretend.

Zahnungsbeschwerden

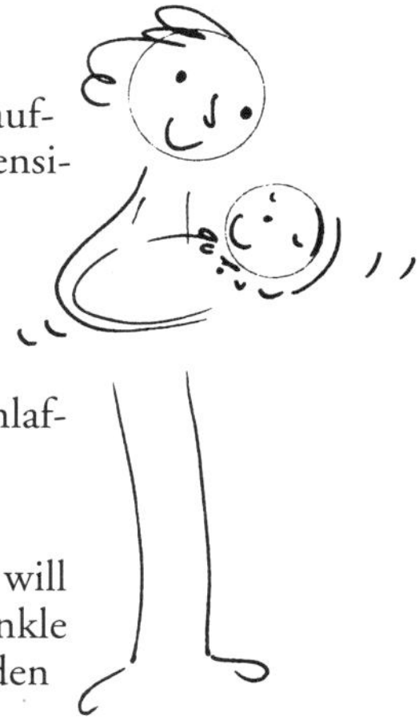

Chamomilla (Kamille)
Leitmotive: siehe oben, zahnende Gesichtshälfte auffallend rot und heiß, andere Hälfte blaß, sehr sensibel, starke Geräuschempfindlichkeit.

Belladonna (Tollkirsche)
Leitmotive: roter heißer Kopf, eventuell leichtes Fieber, benommen, erweiterte Pupillen, hochrotes und geschwollenes Zahnfleisch, starke Schlafbereitschaft.

Cina (Zitwerblüten)
Leitmotive: ähnlich wie bei Chamomilla, Kind will getragen, gewiegt oder gefahren werden, dunkle Ringe unter den Augen, Schmerzen um den Bauchnabel, bohrt und reibt das Näschen.

Merke! Langanhaltendes Erbrechen und starke Durchfälle führen beim Säugling in kürzester Zeit zu starkem Flüssigkeitsverlust und damit zum Auftreten ernsthafter Störungen. Deshalb ist die Beobachtung des Kindes sehr wichtig. Treten Symptome, wie Temperaturanstieg, starker Gewichtsverlust, Bewußtseinstrübung, zunehmende Schwäche, vertiefte Atmung, starke Benommenheit oder andere auffällige Erscheinungen auf, ist das Kind unbedingt von einem erfahrenen Therapeuten zu untersuchen und zu behandeln!

Wundsein

Cantharis (Spanische Fliege)
Leitmotive: starke Rötung, wie Sonnenbrand, schlechter bei Nässe.

Mezereum (Seidelbast)
Leitmotive: nässende, juckende Haut, schlechter nach dem Waschen und bei Wärme.

Chamomilla (Kamille)
Leitmotive: typische Chamomillazeichen, Wundsein in Verbindung mit Zahnen.

Graphites (Reißblei)
Leitmotive: Krustenbildung mit Sekret, Ausbreitung auf Rücken und Unterbauch.

Kreosotum (Buchenholzteerkreosot)
Leitmotive: Haut stark entzündet, Blasenbildung, Neigung zu Blutungen.

Medorrhinum (Nosode)
Leitmotiv: Verschlechterung durch Kontakt mit Urin.

Mercurius solubilis (Quecksilberverbindung)
Leitmotiv: Verschlechterung durch Kontakt mit Stuhlgang.

Testen Sie Ihre erworbenen Kenntnisse!

(Lösungen Seite 125)

1. Ihr kleiner Liebling schreit in dieser Nacht besonders durchdringend und läßt sich nur schwer beruhigen. Er krümmt sich im Bettchen, die abgehenden Blähungen stinken. Das Gesicht ist einseitig gerötet. Das Kind beruhigt sich durch Herumtragen und Gabe der angezeigten Arznei.
   Welches Mittel ist hier angezeigt?
2. Jedesmal, wenn das Baby gefüttert wird, erbricht es schwallartig einen Teil der Milch, hat aber danach sofort wieder Hunger. Es beginnt alles wieder von vorne.
   Für welche Arznei entscheiden Sie sich?
3. Der kleine Frank bekommt die ersten Zähnchen. Er ist unruhig, gereizt und nervös. Auffallend sind die dunklen Ringe unter den Augen.
   Welche Arznei kann dem kleinen Frank helfen?

4. Sie stillen Ihr Baby. Es klappt auch alles sehr gut, aber heute ist das Kind sehr unruhig, trinkt hastig, auch das »Bäuerchen« läßt lange auf sich warten. Später hat das Kind ein stark geblähtes Bäuchlein und weint. Sonst ist nichts Auffallendes festzustellen.
   Welches Mittel kann helfen?

5. Die kleine Ulrike leidet an Durchfall, der sehr sauer riecht, schaumig und wie gegoren aussieht. Die sonst sehr lebhafte kleine Ulrike bleibt zugedeckt im Bettchen liegen.
   Für welche Arznei sind diese Erscheinungen charakteristisch?

6. Ihr sonst »problemloses« Kind erbricht ganz plötzlich einen Strahl von Nahrung, sogar aus der Nase läuft etwas heraus.
   Was kann hier vorliegen, welches Mittel bringt Hilfe?

7. Der kleine Dirk ist unruhig und weint, weil er sich heute gar nicht wohl fühlt. Sie bemerken, daß Dirks Bäuchlein auffallend hart und gebläht ist. Außerdem leidet der Kleine an lästigem Schluckauf. Oft gehen spontan Blähungen ab, die dann Erleichterung bringen. Eine Wärmflasche, leichte Bauchmassage sowie das richtige homöopathische Mittel helfen dem kleinen Dirk sehr schnell.
   Um welche Arznei handelt es sich hier?

8. Julia leidet unter einem sehr wunden Po. Nach dem Waschen und durch Wärme wird alles noch schlimmer. Julia weint viel, denn es bilden sich auch noch kleine Blasen, die zusätzlich Schmerzen und Jucken verursachen. Für welches homöopathische Mittel entscheiden Sie sich?

Schlafstörungen bei Kindern

Fast alle Kinder haben in ihrer Entwicklung Phasen, in denen sie entweder schwer einschlafen können, jede Nacht mehrmals aufwachen oder sogar die »Nacht zum Tage machen«. Bei Säuglingen sind die Schlafschwierigkeiten oft Begleiter des Zahnens oder von auftretenden Blähungen (siehe Seite 15, Kapitel Säugling).
Die ständige Berieselung unserer Kinder mit Umweltreizen, vor allem das Fernsehen am Abend, führt zwangsläufig zur Zerstreutheit, Übererregbarkeit und damit zur Schlaflosigkeit. Bedenken Sie, daß Kinder schlecht zwischen Spiel und Wirklichkeit unterscheiden können. Achten Sie darauf, daß Ihre Kinder kindgerechte Fernsehsendungen anschauen. Wenn möglich, sehen Sie die Sendung mit an und beantworten auftretende Fragen des Kindes. Die selbsterzählte Gute-Nacht-Geschichte ist einer abendlichen Fernsehsendung immer vorzuziehen!
Belastungen in der Schule, Angst vor Klassenarbeiten und Leistungsdruck sorgen auch bei Schulkindern oft für schlaflose Nächte. Nehmen Sie die Probleme Ihrer Kinder ernst, sprechen Sie über Schwierigkeiten. Nur so kann der Schlaf für das Kind erholsam sein. Hüten Sie sich davor, Ihrem Kind »Psychopharmaka« zu geben, auch nicht zur kurzfristigen Anwendung! Die Kinder geraten schnell in den Teufelskreis der Abhängigkeit. Die Homöopathie bietet gute Möglichkeiten, auftretende Schlafstörungen zu behandeln. Im Vordergrund müssen aber immer Zuwendung und Reduzierung schädlicher Umweltreize stehen!

Die wichtigsten homöopathischen Mittel

(Dosierung siehe Seite 13)

Ambra grisea (Grauer Amber = Ausscheidungsprodukt des Pottwals)
Ein Kind, das dieses Mittel benötigt, regt sich über alle ungewohnten Ereignisse auf. Dazu gehören zum Beispiel Besuche von

Freunden, Bekannten, aber auch die Vorfreude auf ein besonderes Ereignis, wie Weihnachten oder Geburtstag. Schläft das Kind dann endlich irgendwann vor Erschöpfung ein, wird der Tiefschlaf durch phantasievolle Träume gestört.

Coffea (Kaffee)

Kaffee putscht normalerweise auf, in der Homöopathie wirkt er beruhigend. Ein Kind, das Coffea benötigt, zeigt die gleichen Symptome wie ein Erwachsener nach starkem Kaffeegenuß am Abend. Das Kind ist zappelig, nervös, schwatzhaft, »wie aufgezogen«. Es kommt einfach nicht zur Ruhe, der endlich eintretende Schlaf ist dann ebenfalls unruhig, Schlafphasen wechseln sich mit unruhigen Wachphasen ab.

Chamomilla (Kamille)

Hier finden wir wieder alle Chamomillazeichen, also Zuwendung und Herumtragen. Diese Kinder wehren sich dagegen, ins Bett zu gehen. Es entsteht ein Machtkampf zwischen Eltern und Kind, beim Ins-Bett-Bringen wechseln sich Herumlaufen und Herumtragen und Wutanfälle, verbunden mit schrillem Geschrei, ab. Dieses Theater spielt sich möglicherweise jeden Abend ab. Chamomilla kann hier gute Hilfe leisten.

Cypripedium (Frauenschuh)

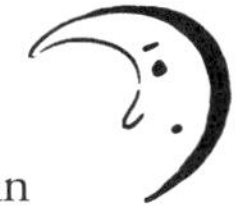

Jeden Abend, wenn das Kind schlafen gehen soll, stellen sie fest, daß es völlig wach und munter ist. An Schlafen ist überhaupt nicht zu denken. Diese Kinder haben meistens von Natur aus ein geringes Schlafbedürfnis. Sie wollen spielen, erzählen, beschäftigt werden. Die Cypripedium-Kinder stören ihre Eltern nachts nicht mit Schreien oder Jam-

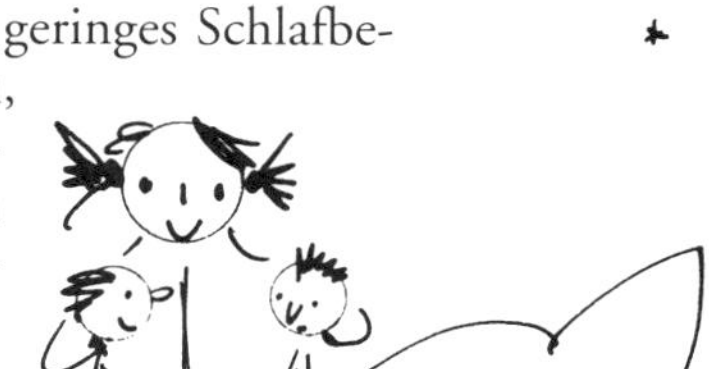

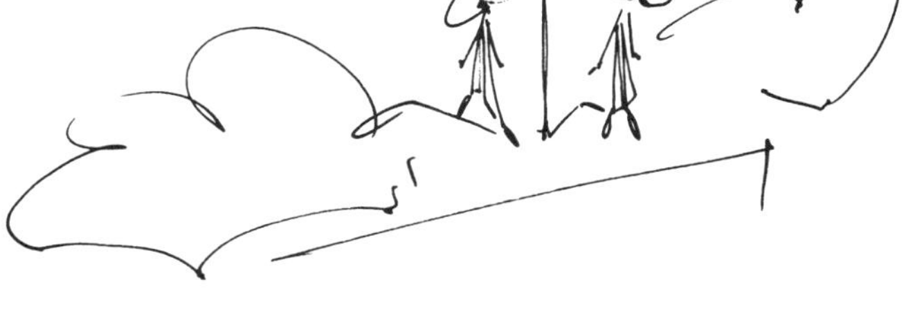

mern, sondern eher durch fröhliches Singen oder Spielen im Bett. Sie sind auch mitten in der Nacht munter und zeigen keinerlei Müdigkeit. Auch am Morgen sind diese Kinder nicht unausgeschlafen. Sie kommen mit sehr wenig Schlaf aus, oft zum Leidwesen der Eltern.

Causticum (Ätzstoff)
Diese Kinder sind tagsüber schläfrig, nachts kommt es zur Schlaflosigkeit. Jeden Abend muß sich Mutter oder Vater mit ins Bett legen. Das Kind will nicht alleine ins Bett, es hat Angst im Dunkeln und ist sehr empfindlich. Bei der geringsten Kleinigkeit fließen die Tränen, besonders nach Tadeln.

Valeriana (Baldrian)
Baldrian gilt in der gesamten Naturheilkunde als allgemein beruhigendes Mittel. Es hilft allen Kindern, die überempfindlich reagieren, voller Unruhe sind und erst sehr spät, oft erst in den Morgenstunden in einen unruhigen Schlaf fallen. Am Morgen sind sie unausgeschlafen. Diese Kinder haben ein ausgeprägtes Schlafbedürfnis, können aber einfach nicht in den Schlaf finden.

Arnica (Arnika)
Wenn das Kind eine große körperliche Anstrengung hinter sich gebracht hat, zum Beispiel ein Schulsportfest, kommt es zur Schlaflosigkeit. Das Kind ist völlig übermüdet, körperlich erschöpft und unruhig. Es hat wirre Alpträume, ist sehr schreckhaft und kann nur schwer wieder einschlafen.
Arnica eignet sich auch für Kinder, die nach Unfällen nicht schlafen können, auch wenn sie keine schweren Verletzungen haben.

Kalium phosphoricum (Kaliumphosphat)
Das Mittel eignet sich für alle Kinder, die in der Schule überfordert sind. Sie können nicht einschlafen, weil die Hausaufgaben oder die Klassenarbeit an den Nerven zehren. Diese Kinder haben ein schwaches Nervensystem und sind schnell müde und erschöpft. Sie sind leicht reizbar, nur wenig belastbar. Jede Aufregung und Anstrengung verschlechtert den Zustand des Kindes.
Es sehnt sich nach einem ruhigen, ausgeglichenen Zuhause mit wenig Hektik und Leistungsdruck.

Wissenswertes auf einen Blick

Schlafstörungen

Ambra grisea (Grauer Amber)
Leitmotive: Aufregung, ungewöhnliche Ereignisse, Vorfreude verschlechtern.

Coffea (Kaffee)
Leitmotive: nervöses, unruhiges Kind, geistig aktiv, kann nicht abschalten.

Chamomilla (Kamille)
Leitmotive: typische Chamomillazeichen, Kind kommt immer wieder aus dem Bett, will unterhalten werden.

Cypripedium (Frauenschuh)
Leitmotive: geringes Schlafbedürfnis, fröhlich, spielt im Bett.

Causticum (Ätzstoff)
Leitmotive: empfindliches, weinerliches Kind, tagsüber müde, nachts Schlaflosigkeit, geht nicht allein ins Bett.

Valeriana (Baldrian)
Leitmotive: allgemein beruhigend, Kind schläft erst gegen Morgen ein.

Arnica (Arnika)
Leitmotive: Schlaflosigkeit nach körperlicher Anstrengung, nach Unfällen.

Kalium phosphoricum (Kaliumphosphat)
Leitmotive: schwaches Nervensystem, Schlaflosigkeit nach geistiger Überforderung.

Testen Sie Ihre erworbenen Kenntnisse!

(Lösungen Seite 125)

1. Fabian schreibt morgen eine Mathearbeit. Leider ist dieses Fach nicht gerade seine Stärke. Heute nachmittag hat

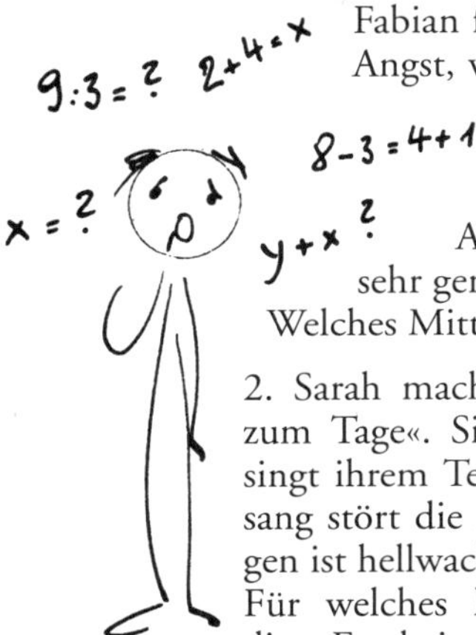

Fabian fleißig geübt. Trotzdem hat er Angst, wieder zu versagen. Sein Kopf schmerzt vor Anstrengung und Angst vor der Arbeit. Fabian regt sich vor jeder Arbeit auf und reagiert immer sehr gereizt.
Welches Mittel hilft hier?

2. Sarah macht wieder einmal die »Nacht zum Tage«. Sie sitzt fröhlich im Bett und singt ihrem Teddy ein Lied vor. Dieser Gesang stört die Eltern im Schlaf, Sarah dagegen ist hellwach und munter.
Für welches homöopathische Mittel sind diese Erscheinungen typisch?

3. Jeden Abend spielt sich im Hause Schulze das gleiche Theater ab. Die vierjährige Nina kommt immer wieder aus dem Bett und läßt sich nur schreiend und tretend wieder zurückbringen. Langsam geht der Familie dieser Zustand auf die Nerven.
Welches Mittel benötigt Nina?

4. Übermorgen feiert Carola ihren sechsten Geburtstag. Heute sind Oma und Opa aus Frankfurt angekommen, um diesen Tag mitzufeiern. Vor Aufregung und Vorfreude kann Carola heute abend nicht einschlafen.
Welches Mittel kann hier helfen?

5. Martin ist ein sensibles, empfindliches Kind. Er hat »nah ans Wasser gebaut«. Abends geht er nur schlafen, wenn sich Mama mit ins Bett legt. Allmählich geht dieser Zustand auf die Nerven, denn der gesamte Ablauf des Abends ist gestört, an irgendwelche Unternehmungen ist überhaupt nicht zu denken.
Für welches homöopathische Mittel entscheiden Sie sich?

Erkältungskrankheiten bei Kindern

Ein Thema, dem ich etwas mehr Platz einräumen möchte, denn zu den Erkältungskrankheiten zählen verschiedene Krankheitsbilder, die alle mehr oder weniger häufig auftreten – und für die Kinder meist mit starken und langandauernden Beschwerden verbunden sind. Ausführlich besprochen werden:

- Fieber und fieberhafte Infekte,
- Halsschmerzen und Mandelentzündung,
- Schnupfen und Nebenhöhlenentzündung,
- Ohrenentzündungen,
- Husten und Bronchitis,
- Krupphusten.

Fieber und fieberhafter Infekt

Fieber allein ist noch keine eigenständige Krankheit, sondern ein Zeichen dafür, daß der Körper mit eingedrungenen, fremden Erregern kämpft. Fieber ist also eine Art Heilreaktion, oder besser gesagt, ein Beweis für eine gut funktionierende Körperabwehr. Deshalb soll Fieber nicht sofort unterdrückt werden.

Kinder neigen sehr schnell dazu, bei jedem kleinen Infekt Fieber zu produzieren. Erst ab circa 38 Grad spricht man beim Kind von leichtem, ab etwa 39 Grad von hohem Fieber.

Bei der homöopathischen Behandlung des Fiebers reguliert der Körper die Temperatur nach seinen eigenen Bedürfnissen. Die Mittel senken nicht das Fieber, sondern unterstützen den Körper und helfen, Fieber erträglich zu machen.

Der Fieberbeginn ist bei jedem Kind unterschiedlich, das wirkt sich auch auf die Mittelwahl aus. Plötzlich einsetzendes, hohes Fieber braucht eine andere Arznei als eine langsam ansteigende Temperatur. Auch Schüttelfrost ist kein Grund zur Panik, er ist ein Zeichen dafür, daß die eingedrungenen Erreger in die Blutbahn gelangt sind.

Allgemeine Maßnahmen bei Fieber

- Wenn möglich, Bettruhe einhalten.
- Nicht zum Essen oder Trinken zwingen!
- Keine Kräutertees mit ätherischen Ölen in Verbindung mit homöopathischen Mitteln geben!
- Das Kind optimal betreuen, Zeit haben!
- Wünsche, wie frische Luft, festes Zudecken und ähnliches, möglichst erfüllen!

Die wichtigsten homöopathischen Mittel

(Dosierung siehe Seite 13)

Aconitum (Blauer Eisenhut, Sturmhut)
Der Name Sturmhut sagt hier schon sehr viel aus. Aconit ist nämlich angezeigt, wenn das Kind ein plötzliches, sehr hohes Fieber bekommt, also ein stürmischer Beginn. Ausgelöst wird dieses Fieber oft nach kaltem Ostwind, Sturm oder eisiger Kälte, also wieder eine kleine Eselsbrücke zum Sturmhut. Auch Ärger, Schreck, Aufregung oder Schock können Fieber auslösen, deshalb ist Aconit auch ein bewährtes Schockmittel.
Das Fieber unseres kleinen Patienten ist abends sehr hoch, es fällt gegen Morgen etwas ab. Man spricht von einem trockenen Fieber, der ganze kleine Körper ist gleichmäßig fieberheiß, es besteht kein Schweißausbruch.
Das Kind ist ängstlich, unruhig und sehr durstig. Ganz typisch für dieses Fieber ist:
Das Kind möchte nicht zugedeckt sein! Es strampelt immer wieder die Bettdecke ab, möchte auch gern, daß das Fenster geöffnet wird und die Heizung abgestellt ist. Wenn das Kind Aconit eingenommen hat, kann es sein, daß das Fieber anfangs noch etwas ansteigt, oft kommt es nach anschließendem Schweißausbruch zur Besserung.

- Mein Tip: Zur Unterstützung kann man hier Wadenwickel anlegen, aber nur dann, wenn das Kind es als angenehm empfindet.

Wichtig! Nicht bei jedem Fieber sind diese Wickel angezeigt. Näheres dazu bei anderen Fiebertypen.

Aconit ist ein Mittel für den Anfang einer Erkrankung, auch hinzukommende Erkältungssymptome, wie Husten, Schnupfen oder Halsschmerzen, sind meistens trocken und treten sehr schnell auf.

Belladonna (Tollkirsche)

Belladonna ist, wie Aconit, ein Hauptfiebermittel, eingesetzt ebenfalls bei plötzlichem, schnellem Fieberbeginn. Ausgelöst wird dieses Fieber durch Schwitzen, Abkühlung, freudige Erregung (Kindergeburtstag, Weihnachten).
Das Kind ist apathisch oder wie »aufgezogen«, überempfindlich und schreckhaft. Es hat einen knallroten, heißen Kopf, also ein richtiges »Fiebergesicht«. Auffallend sind oft die erweiterten Pupillen und die große Lichtempfindlichkeit. Dieses fieberheiße Kind, mit Schweißperlen auf der Stirn, also ein feuchtes Fieber, deckt sich trotz des heißen Kopfes ganz fest zu. Wenn Sie das Kind abdecken, wird es lauthals protestieren, der kalte Wadenwickel ist hier völlig falsch. Das Kind hat zwar einen fieberheißen Kopf, aber kalte Füße und auch oft kalte Beine und Hände. Wenn Sie dem kleinen Patienten eine Wärmflasche an die Füße legen und den Kopf etwas höher lagern, bekommt es oft spürbar Erleichterung. Die Wärme im Kopf staut sich nicht mehr so stark, sie kann an den Körper weitergegeben werden.
Erkältungsbegleiterscheinungen bei Belladonna sind auch mit Hitze verbunden, zum Beispiel rote, heiße Nase und roter Hals.
Belladonna ist ein gutes Folgemittel von Aconit, nämlich immer dann angezeigt, wenn der Aconitfieberpatient nach einem Schweißausbruch keine Linderung verspürt, das Fieber sich also vom trockenem zum feuchten Fieber verändert hat.

Apis (Honigbiene)

Auch dieses Fieber entsteht plötzlich, ist heftig und sehr hoch. Meistens tritt es nach dem Schlafen, bei Kleinkindern oft nach dem Mittagsschlaf auf. Das Kind ist dann sehr apathisch und leicht benommen.

Auffallend ist hier, daß dieses Kind auf gar keinen Fall etwas trinken möchte. Bitte zwingen Sie ein Kind niemals zum Trinken bei Fieber. Die Abneigung stellt eine Schutzfunktion des Körpers dar. Die Nieren scheiden nur unvollständig aus, das Wasser staut sich im Körper. Oft kommt es nach einer Gabe Apis zum Wasserlassen und zu spontaner Besserung.
Der Fieberpatient freut sich über eine kühle Auflage auf die Stirn oder über einen Wadenwickel. Im überheizten Zimmer und dickverpackt geht es dem Kind schlechter. Auftretende Erkältungszeichen wie Halsschmerzen sprechen dann ebenfalls gut auf kühle Wickel an.

Ferrum phosphoricum (Eisenphosphat)

Ferrum phosphoricum ist ein allgemeines gutes Kindermittel mit breitem Einsatzgebiet. Es wird immer dann mit Erfolg eingesetzt, wenn die Beschwerden durch Ansteckung, also durch Viren oder Bakterien entstanden sind. Unterkühlung oder andere Wetterverhältnisse sind hier nicht so entscheidend. Das beginnende, meistens schnell einsetzende Fieber zieht oft eine Bronchitis oder Mittelohrentzündung nach sich.
Kinder, die gut auf diese Arznei ansprechen, haben oft nur geringe Widerstandskraft und fangen sich jeden Erreger in Kindergarten oder Schule ein; sie fühlen sich, trotz des oft sehr hohen Fiebers, relativ wohl und sind nur schwer im Bett zu halten. Im geheizten Zimmer kann man sie gut spielen lassen oder etwas vorlesen. Oft wechseln hier Hitze mit Kälteschauern ab, ein Zeichen für das Vordringen der Erreger.

Bryonia (Weiße Zaunrübe)

Dieser Infekt entsteht nicht plötzlich, sondern baut sich langsam auf. Das Ganze beginnt mit Frösteln, trockenem Husten, Stechen in der Brust und auffallend gereizter, schlechter Laune des Kindes. Nach zwei bis drei Tagen kommt dann das Fieber zum Ausbruch. Auch jetzt ist das Kind brummig und möchte in Ruhe gelassen werden. Im Bett fühlt es sich am wohlsten, Bewegung und Unruhe machen alles schlimmer. Die Stimmung ist während der gesamten Krankheitsdauer gereizt. Es fällt schwer, diesen Kindern etwas recht zu machen. Also: Starke Nerven behalten!

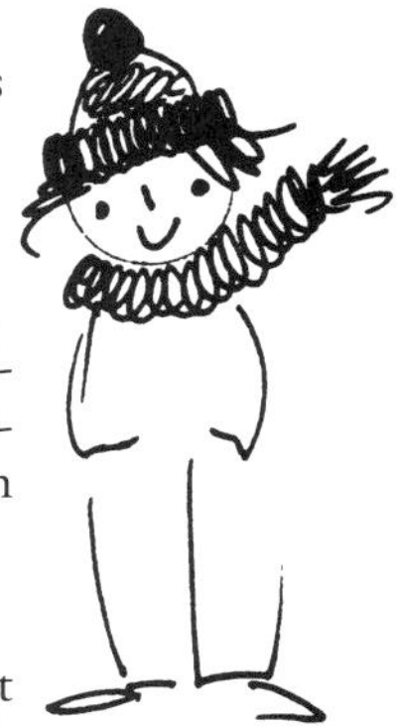

Nux vomica (Brechnuß)

Hier fallen das ständige Frösteln des Kindes und das häufige Niesen als erstes auf. Das Kind ist nervös, gereizt und hat zu nichts Lust. Das Fieber gesellt sich erst allmählich, also langsam hinzu.

Kinder, die gut auf diese Arznei ansprechen, neigen immer sehr leicht zum Frieren. Sie lieben warme Rollkragenpullis und einen kuscheligen Wollschal. Rechtzeitig angewendet, kann dieses Mittel einen größeren Infekt oft verhindern.

Gelsemium (Wilder Jasmin)

Dieser Infekt tritt ebenfalls langsam auf und dauert etwa eine Woche. Ausgelöst wird er meistens durch Unterkühlung bei feuchtwarmem Wetter oder bei Wetterwechsel.

Das Kind fühlt sich schwach und zittrig, es hat Schmerzen unter der Haut, weil hier das Nervensystem betroffen ist. Es ist lustlos, träge, leidet an Kopfschmerzen und klagt über eine starke Schwäche in den Beinen. In der Regel treten bei diesem Infekt kaum Erkältungssymptome hinzu.

Nach überstandener Krankheit erholt sich das Kind nur langsam.

Rhus toxicodendron (Giftsumach)

Bei naßkaltem, feuchtem Wetter tritt dieser Infekt ganz plötzlich auf. Er kommt schnell, ist aber genauso schnell wieder überstanden. Nach spätestens drei Tagen ist der Infekt ausgeheilt.

Auffallend ist die große Unruhe des Kindes, besonders in der Nacht. Es kann nicht ruhig im Bett liegen und wälzt sich unruhig hin und her. Dabei schwitzt es sehr stark, oft entstehen Fieberbläschen, trockener Husten und geschwollene Halslymphknoten. Das Kind wacht schweißgebadet auf, findet nur schwer Ruhe, obwohl es sehr müde ist. Grund für diese Unruhe sind Muskelschmerzen, die es unmöglich machen, auf einer Stelle liegen zu bleiben.

Diese Erscheinungen sind für Rhus toxicodendron ganz typisch, also: Bewegung bessert, Ruhe verschlimmert die Beschwerden.

Nach überstandenem Infekt bleiben die Muskelschmerzen oft noch einige Tage bestehen.

Wissenswertes auf einen Blick

Fieber und fieberhafte Infekte

Aconitum (Blauer Eisenhut, Sturmhut)
Leitmotive: Auslöser sind kalter Wind, trockene Kälte, Ärger oder Aufregung, trockenes, plötzliches hohes Fieber, trockene Nase, trockener Hals.

- Wichtig! Patient will nicht zugedeckt sein! Besser durch frische Luft und nach Schwitzen.

Belladonna (Tollkirsche)
Leitmotive: Auslöser sind Sonne, Abkühlung, Schwitzen, freudige Erregung. Plötzliches, hohes Fieber mit rotem, heißem und schwitzigem Kopf, also feuchtes Fieber, weite Pupillen, roter Hals, einseitig verstopfte Nase, Kopfschmerzen.

- Wichtig! Patient deckt sich dick zu, also: Wärme bessert.

Apis (Honigbiene)
Leitmotive: Nach Schlafen plötzlich hohes Fieber, Benommenheit, stechender Halsschmerz.

- Wichtig! Patient will nicht trinken! Besser durch kühle Umschläge und nach Wasserlassen.

Ferrum phosphoricum (Eisenphosphat)
Leitmotive: Ansteckung durch Bakterien, plötzliches, hohes Fieber bei gutem Allgemeinbefinden. Besser bei leichter Bewegung, zum Beispiel Spielen im warmen Zimmer. Gutes allgemeines Kindermittel.

Bryonia (Weiße Zaunrübe)
Leitmotive: baut sich langsam auf, Frösteln, sehr launisch, starker Durst, aufgesprungene Lippen, stechender Brustschmerz, trockener Husten. Besser bei absoluter Ruhe, schlimmer bei Bewegung und Unruhe.

Nux vomica (Brechnuß)
Leitmotive: auffallendes Frösteln, Niesattacken, nervös, gereizt. Schlimmer am Morgen, besser abends und in Ruhe.

Gelsemium (Wilder Jasmin)
Leitmotive: Wetterwechsel, langsamer Beginn, Schwäche, Zittern, Nervenschmerzen. Besser in Ruhe und frischer Luft, schlechter bei Bewegung, Gewitter, Föhn.

Rhus toxicodendron (Giftsumach)
Leitmotive: Unterkühlung bei naßkaltem Wetter, Nebel, schneller Beginn, kurzer Verlauf, Unruhe, Schwitzen, Muskelschmerzen. Besser bei Bewegung und Wärme, schlechter in Ruhe, bei Kälte und Nässe.

Testen Sie Ihre erworbenen Kenntnisse!

(Lösungen Seite 125)

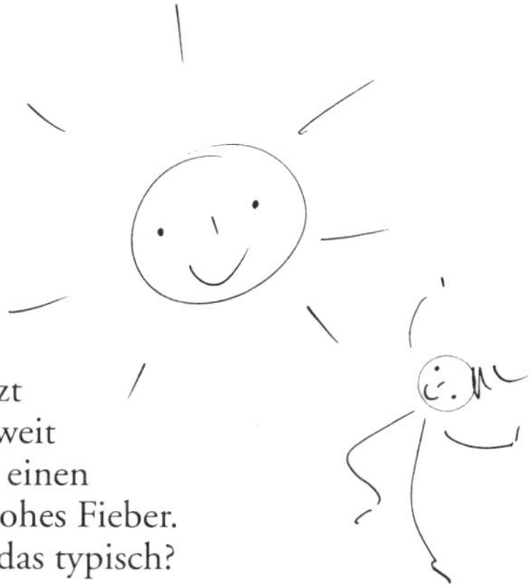

1. Sven hat heute nachmittag draußen herumgetobt. Das Wetter war kalt, aber sonnig. Dabei hat Sven stark geschwitzt, deshalb hat er seine Mütze abgesetzt und den Anorak weit geöffnet. Jetzt hat er einen knallroten Kopf und hohes Fieber. Für welches Mittel ist das typisch?
2. Fabian ist die letzten Tage unausstehlich, schlechte Laune, Wutanfälle und Unausgeglichenheit gehen Ihnen langsam auf die Nerven. Jetzt beginnt der Junge auch noch zu husten. Er zieht sich in sein Zimmer zurück und weiß nichts mit sich anzufangen. Langsam stellt sich dann Fieber ein, der Husten ist trocken und schmerzhaft. Fabians Laune bleibt weiterhin sehr schlecht. Im Bett fühlt er sich am wohlsten.
Welche Arznei kann Fabian helfen?

3. Yvonne fängt schon an zu frieren, wenn morgens gelüftet wird. Ihren dicken Rollkragenpulli mag sie gar nicht mehr ausziehen. Zu allem Unglück beginnt sie jetzt auch noch, kräftig zu niesen. Kälteschauer kriechen ihr den Rücken hinab. Sie ist reizbar und launisch.
Welche Arznei geben Sie Yvonne?

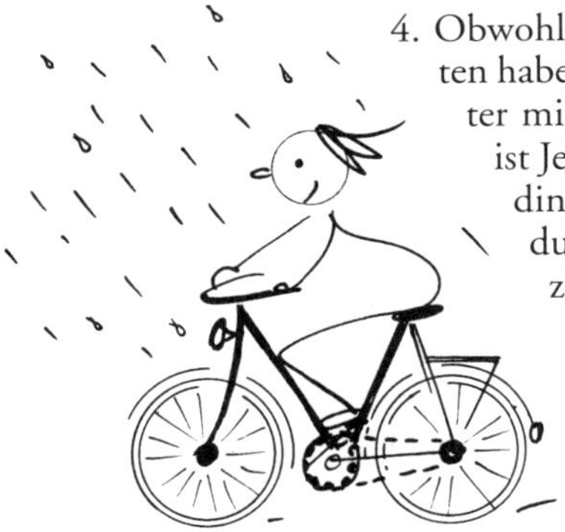

4. Obwohl Sie ausdrücklich verboten haben, bei diesem nassen Wetter mit dem Fahrrad zu fahren, ist Jessica doch zu Ihrer Freundin geradelt. Jetzt kommt sie durchnäßt und verfroren zurück und fühlt sich schon kurze Zeit später fiebrig. Die ganze Nacht wälzt sie sich herum, alles tut ihr weh.
Welche Arznei hilft?

5. Im Kindergarten bricht eine Erkältungswelle aus. Jetzt erwischt es auch den kleinen Björn. Husten und Schnupfen hat er schon einige Tage, nun kommt Fieber hinzu. Trotzdem fühlt sich der Kleine relativ wohl und ist nur schwer im Bett zu halten.
Welches Mittel geben Sie dem Jungen?

6. Morgen feiert Julia ihren vierten Geburtstag. Dazu hat sie zum ersten Mal mehrere Freunde aus dem Kindergarten eingeladen. Am Abend kann sie vor Aufregung nicht einschlafen und bekommt sogar hohes Fieber.
Welches Mittel kann dieses Fieber schnell lindern?

7. Der Ostwind meint es zur Zeit sehr gut mit uns. Er fegt eisig ums Haus. Das hindert Hendrik nicht daran, mit seinem Freund Tobias herumzutoben. Abends fühlt er sich fieberheiß an. Das Thermometer zeigt 39,5 Grad.
Für welche Arznei entscheiden Sie sich?

Halsschmerzen

Die Ursachen für Halsschmerzen können vielfältig sein, oft treten sie als Begleitung von Erkältungen auf. Aus einer Halsentzündung kann sich auch eine Mandelentzündung entwickeln. Wenn sich die Mandeln entzünden oder die Halslymphknoten tastbar sind, geraten viele Eltern in Panik. Diese Organe erfüllen jedoch eine wichtige Funktion, sie nehmen den Kampf mit den eingedrungenen Erregern auf. Wenn rechtzeitig und gezielt behandelt wird, kann eine eitrige Mandelentzündung oft vermieden werden. Bereits das erste Kratzen muß behandelt werden.
Eine bereits stark eitrige Mandelentzündung läßt sich mit Homöopathie allein nur noch schwer therapieren, und wenn, dann nur vom erfahrenen Therapeuten!
Wenn der Arzt eine Streptokokkenangina feststellt, gibt es keine Alternative mehr zu Antibiotika. Die hartnäckigen Bakterien können nur mit diesen teilweise umstrittenen Mitteln bekämpft werden. Sie können außerdem bei unzureichender Behandlung schwerwiegende Krankheiten nach sich ziehen. Im Anschluß an eine, hier unbedingt notwendige Antibiotikabehandlung kann eine homöopathische Therapie folgen, um das Immunsystem wieder aufzubauen und den Körper von Nebenwirkungen zu befreien.

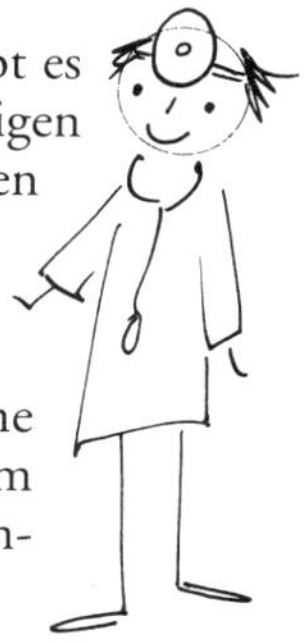

Allgemeine Maßnahmen bei Halsentzündungen

- Oft lindert ein kühler Halswickel die Schmerzen.
- Gurgeln mit Salzwasser bringt Linderung.
- Bieten Sie weiche Kost, wie Pudding, Joghurt, Kartoffelbrei, an.
- Nicht zum Trinken von Fruchtsäften zwingen, die aggressiven Säuren reizen die geschädigte Schleimhaut.

Wenn trotz intensiver homöopathischer Behandlung nach drei Tagen keine Besserung der Schmerzen eintritt, wenn sich Eiterstippchen bilden oder hohes Fieber auftritt, ist der Rat eines Fachmannes angezeigt! Kinder, die verstärkt zu Mandelentzündungen neigen, können durch eine Konstitutionsbehandlung oft widerstandsfähiger werden.

Die wichtigsten homöopathischen Mittel

(Dosierung siehe Seite 13)

Aconitum (Blauer Eisenhut)
Aconitum ist immer ein Anfangsmittel, also beim ersten Auftreten der Beschwerden angezeigt!
Meistens wird dieser Halsschmerz durch trockenes, kaltes Wetter, Ostwind, Zugluft oder ähnliches ausgelöst. Die Entzündung tritt immer ganz plötzlich auf. Es handelt sich hier noch um eine oberflächliche Erscheinung, das heißt, wenn schnell und gezielt behandelt wird, breitet sich das Ganze oft gar nicht weiter aus.
Der Hals des Kindes fühlt sich trocken an, es kitzelt, kribbelt und kratzt im Hals, manchmal brennt es auch. Der Rachen ist rot entzündet, aber noch nicht geschwollen.
Auffallend ist der große Durst auf kalte Getränke, obwohl das Schlucken Schmerzen bereitet. In frischer Luft fühlt sich das Kind wohler, im warmen Zimmer ist alles schlimmer.

Wichtig! Sofort handeln, nicht erst lange abwarten!

Belladonna (Tollkirsche)
Auch der Halsschmerz, der Belladonna benötigt, tritt plötzlich auf. Belladonna ist ebenfalls ein Anfangsmittel.
Auffallend ist der ständige Zwang des Kindes, zu schlucken, obwohl das Schmerzen bereitet. Oft ist der Halsschmerz rechts stärker ausgeprägt als links. Die Kehle ist wie zugeschnürt.
Der Hals ist dunkelrot verfärbt, oft ist auch der Kopf des Kindes gerötet. Im Gegensatz zu Aconit hat dieses Kind nur wenig Durst. Durch den verstärkten Speichelfluß und das ständige Schlucken besteht oft Mundgeruch. Besonders lästig ist dieser Halsschmerz nachts und abends, denn der Schluckzwang stört dann besonders.

Apis (Honigbiene)

Apis ist gut geeignet, wenn das Anfangsstadium, meistens von Aconitum, verpaßt worden ist.

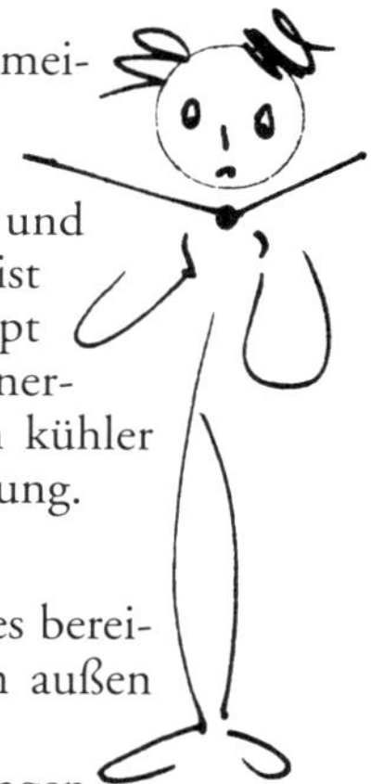

Das Kind klagt über starke, stechende und brennende Halsschmerzen. Der Hals ist rot entzündet und geschwollen. Das Zäpfchen hinten im Rachen ist deutlich geschwollen. Das Kind hat überhaupt keinen Durst, es möchte nicht trinken! Es ist weinerlich, teilweise apathisch. Oft besteht Fieber. Ein kühler Halsumschlag oder Speiseeis bringen gute Linderung.

Lachesis (Lanzenförmige Viper)

Schon die kleinste Berührung am Hals des Kindes bereitet Schmerzen, das heißt, der Hals ist auch von außen schmerz- und druckempfindlich.

Jeder Druck von Rollkragenpullis, Schals oder engen Kragen wird als unangenehm empfunden. Die Halsschmerzen sind links stärker ausgeprägt als rechts, oft wandern sie später weiter zur Mitte und nach rechts. Am Morgen ist der Schmerz kaum zum Aushalten, er zieht manchmal bis zum Ohr.

Phytolacca (Kermesbeere)

Phytolacca ist ein gutes Folgemittel zu Belladonna.

Ihr Kind hat sich meistens bei feuchtem Wetter erkältet, das Anfangsstadium von Belladonna ist entweder verpaßt, zu spät erkannt worden oder hat nicht die gewünschte Wirkung gezeigt.

Auch der Phytolaccahalsschmerz ist rechts oft stärker ausgeprägt, zieht außerdem sehr stark zu den Ohren. Meistens sind die Lymphknoten und die Mandeln geschwollen. Die Seitenstränge der Halslymphknoten sind tastbar (Seitenstrangangina). Der Hals ist dunkelrot geschwollen. Das Kind versucht, wie schon bei Belladonna, ständig zu schlucken. Es besteht das Gefühl, als ob alles zu eng sei, denn die Schwellung ist stark ausgeprägt.

Phytolacca ist ein bewährtes Mittel bei dieser Anginaform, besonders angezeigt ist es für alle Kinder, die keine Mandeln mehr haben (erhöhte Neigung zu Seitenstrangangina).

- Mein Tip: Wenn Sie wissen, daß Ihr Kind zu dieser Erkrankung neigt, sollten Sie Phytolacca als Anfangsmittel geben, anstelle von Belladonna!

Dulcamara (Bittersüß)

Dulcamara hilft bei Anginen aller Art. Besonders angezeigt ist es als Erkältungsfolge durch Unterkühlung und Nässe.

Wenn nach einer Schönwetterperiode plötzlich naßkaltes Wetter folgt, zum Beispiel im Herbst, aber auch im Sommer, tritt oft Halsschmerz auf. Meistens besteht bei diesen Kindern auch eine Anfälligkeit im Harnwegsbereich, sie neigen zu Blasenkatarrhen, als Folge von Unterkühlung, auch nach dem Schwimmen.

Besserung bringen hier alle Wärmeanwendungen, wie warmer Halsumschlag und warme Getränke.

Barium carbonicum (Bariumcarbonat)

Dieses Mittel ist immer dann angezeigt, wenn das Kind nach jeder Erkältung zur Mandelentzündung neigt. Fast jeder kleine Infekt zieht eine Entzündung der Mandeln nach sich. Deshalb wird das Kind oft sehr verhätschelt, aus Angst, daß es bei jedem Luftzug wieder krank wird. Die Mandeln dieser Kinder neigen sehr schnell zu Entzündungen, die Drüsen unter den Wangenknochen sind meistens angeschwollen.

Der Schmerz ist rechts oft stärker und stechender ausgeprägt als links. Es besteht ein stechender Schmerz. Das Kind versucht ständig, Speichel zu schlucken. Es hat das Gefühl, als ob etwas im Halse stecken geblieben ist. Barium carbonicum eignet sich auch gut für Kinder mit vergrößerten Mandeln. Oft sind sie in der körperlichen und auch geistigen Entwicklung etwas zurück.

- Mein Tip: Versuchen Sie auf alle Fälle eine Konstitutionsbehandlung durch einen erfahrenen Therapeuten durchführen zu lassen!

Mercurius solubilis (Quecksilberverbindung)

Mercurius ist nie ein Anfangsmittel, sondern wird immer im Anschluß an ein anderes Mittel eingesetzt, oft als Folgemittel von Phytolacca. Es ist angezeigt bei Kindern mit zerklüfteten Mandeln und Bereitschaft zur Entzündung.

Auffallend ist hier immer folgendes:

– dickbelegte Zunge,
– starker übelriechender Mundgeruch,
– sichtbare Abdrücke der Zähne am Zungenrand,
– starker Nachtschweiß, ebenfalls stark riechend,

– tastbare Lymphknoten und
– ständiger Speichelfluß.

Naßkaltes Wetter verschlimmert die Beschwerden, Fieber begleitet diesen Halsschmerz. Der Hals ist sehr wund und entzündet. Der Schmerz ist brennend. Das Kind hat großen Durst, schluckt ständig Speichel, teilweise läuft er sogar aus dem Mund. Das Kopfkissen ist morgens oft ganz naß.

Achtung! Wenn auf den Mandeln Eiterstippchen entstehen und sich die Entzündung zuspitzt, ist ein Arzt hinzuzuziehen, hier nicht allein behandeln! Es kann aber auch sein, daß diese Erscheinungen auf das Endstadium der Entzündung hinweisen oder das Ganze verschleppt worden ist.

Hepar sulfuricum (Kalkschwefel)

Hepar sulfuricum ist grundsätzlich ein Mittel für das Endstadium einer Erkrankung. Hier ist immer Eiter mit im Spiel. Bei unserem Hals heißt das: Die Mandeln haben dicke eitrige Flecken, es besteht stechender Schmerz mit Ausstrahlung zu den Ohren. Der Patient fröstelt.

Hepar sulfuricum wird oft nach Belladonna, Phytolacca oder im Anschluß von Mercurius gegeben. Voraussetzung ist jedoch immer eine reife Entzündung mit Eiter, meistens im Endstadium. Das Mittel bewirkt eine sogenannte Endreinigung des Körpers, der Resteiter wird vollständig gelöst, Restkeime werden so vermieden. Besserung bringen feuchtwarme Umschläge und warmes Wetter.

Wissenswertes auf einen Blick

Halsschmerzen

Aconitum (Blauer Eisenhut)

Leitmotive: siehe Fieber (Seite 38), Anfangsmittel beim ersten Kratzen.

Belladonna (Tollkirsche)
Leitmotive: siehe Fieber (Seite 39), Anfangsmittel, ständiger Schluckzwang, Kehle wie zugeschnürt, eventuell Mundgeruch, wenig Durst.

Apis (Honigbiene)
Leitmotive: oft Folgemittel von Aconit, stechender, brennender Halsschmerz, geschwollenes Zäpfchen, kühler Umschlag bessert, kein Durst, Appetit auf Eis.

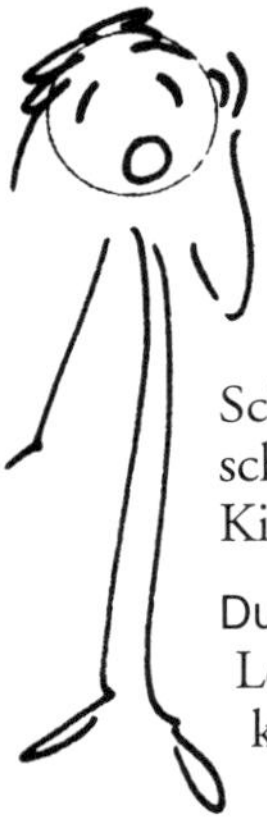

Lachesis (Lanzenförmige Viper)
Leitmotive: Schmerz mehr links, berührungsempfindlich, Schmerz zieht bis zum Ohr, morgens am schlimmsten.

Phytolacca (Kermesbeere)
Leitmotive: gutes Folgemittel von Belladonna, Schmerz mehr rechts, zieht zum Ohr, Lymphknoten geschwollen, Seitenstrangangina, auch gut geeignet für Kinder, die keine Mandeln mehr haben.

Dulcamara (Bittersüß)
Leitmotive: Anginen aller Art, besonders nach Unterkühlung, Temperatursturz, oft anfällig für Blasenentzündungen, Wärme bessert.

Barium carbonicum (Bariumcarbonat)
Leitmotive: nach jeder Erkältung folgt Angina, anfälliges, verhätscheltes Kind, Schmerz mehr rechts, Entwicklung oft zurück.

Mercurius solubilis (Quecksilberverbindung)
Leitmotive: oft Folgemittel von Phytolacca, zerklüftete Mandeln, dickbelegte Zunge, süßlicher Mundgeruch, Speichelfluß verstärkt, geschwollene Mandeln, Fieber, tastbare Lymphknoten.

Hepar sulfuricum (Kalkschwefel)
Leitmotive: Endmittel, reife Entzündung mit Eiter, feuchtwarme Umschläge bessern, zur Endreinigung anwenden.

Testen Sie Ihre erworbenen Kenntnisse!

(Lösungen Seite 125)

1. Ulrike hat zu lange gewartet. Jetzt ist der Hals geschwollen, der Halsschmerz stechend und brennend.
   Welches Mittel kann hier helfen?
2. Die kleinste Berührung am Hals bereitet Kai Schmerzen. Selbst den warmen Rolli kann er nicht ertragen. Links kann er den Schmerz kaum aushalten, er zieht stellenweise bis zum Ohr.
   Welches Mittel bekommt Kai?
3. Nach jedem Schnupfen bekommt Marion eine dicke Halsentzündung. Der Hals ist bereits geschwollen, links ist der Schmerz besonders schlimm. Am liebsten würden Sie die zarte, blasse Marion nicht in den Kindergarten schicken.
   Für welche Arznei sind diese Erscheinungen charakteristisch?
4. Obwohl Dirk seine Mandeln nicht mehr hat, bekommt er oft eine Halsentzündung. Auch jetzt hat es ihn wieder erwischt. Die Lymphknoten sind tastbar und geschwollen, die ganze rechte Halsseite tut weh. Der Schmerz zieht bis zu den Ohren.
   Welches Mittel bekommt Dirk?
5. Gestern ist Sabrina richtig durchnäßt nach Hause gekommen. Nun klagt sie über Halsschmerzen. Sie fühlt sich im warmen Zimmer am wohlsten. Auch ein Glas warmer Kakao tut ihr gut.
   Für welche Arznei entscheiden Sie sich?
6. Klaus hat einen Halsschmerz, der ihn noch zur Verzweiflung bringt. Ständig versucht er, Speichel zu schlucken. Besonders nachts ist das sehr lästig. Außerdem quält ihn Mundgeruch.
   Welche Arznei ist angezeigt?
7. Die kleine Maren hat es richtig stark erwischt. Sie hat Fieber, eine belegte Zunge und starken Mundgeruch. Der Speichelfluß ist so stark, daß morgens das Kopfkissen naß ist. Der Hals brennt und tut sehr weh. Maren hat großen Durst, trotz der Schmerzen beim Schlucken.
   Welches Mittel geben Sie Maren?

Beachten Sie immer wieder: Eiterstippchen, hohes Fieber, schlechtes Allgemeinbefinden gehören dann in die Hand des Arztes, wenn die von Ihnen eingeleiteten homöopathischen Behandlungen innerhalb kurzer Zeit keine Besserung herbeiführen!

Schnupfen und Nebenhöhlenentzündung

Im Kindesalter spielen sich die meisten Infekte im Bereich der oberen Luftwege ab. Der Infektionshöhepunkt liegt normalerweise zwischen dem dritten und fünften Lebensjahr. Sie treten besonders in der kalten Jahreszeit gehäuft auf. Es gibt Kinder, die fast den ganzen Winter mit schniefender Nase herumlaufen.
Ausgelöst wird ein einfacher Schnupfen fast immer durch Viren, erst wenn er hartnäckig und eitrig wird, sind oft Mischinfekte mit Bakterien dazugekommen.
Erkältungsviren greifen die Schleimhäute der Nasenhöhlen und des Nasenrachenraumes an. Diese Schleimhäute reagieren mit Kribbeln, Niesen oder Absonderung von wäßriger Flüssigkeit. Das ist eine ganz normale Reaktion auf die eingedrungenen Viren. Leider schafft es der Körper, besonders bei Kindern, jedoch nicht, alle Viren auf diese Weise loszuwerden. Sie vermehren sich und schwächen den Körper. Werden die Absonderungen dann gelblich-grün, sind bereits Bakterien dazugekommen.
Besonders leichtes Spiel haben Viren und Bakterien, wenn das Kind durchnäßt ist, kalte Füße hat, nur in Gummistiefeln herumtollt, die zwar trocken, aber nicht warm halten. Außerdem stecken Kinder sich grundsätzlich leicht an. Niesen, Schniefen, schlecht gelüftete Räume, besonders im Kindergarten, fördern die Ansteckung.

Was tun bei Schnupfen?

Nicht jeder kleine Schnupfen muß unbedingt behandelt werden. Auch mit homöopathischer Behandlung dauert er etwa eine Woche.

Sie sollten allerdings mit Nasensprays, Nasentropfen, Schnupfensäften, Nasensalben und ähnlichem vorsichtig sein. Diese Mittel verengen die Schleimhäute, so daß das Kind besser Luft bekommt. Bei häufiger Anwendung verliert die Schleimhaut aber die Fähigkeit, sich selbst zu erweitern beziehungsweise zusammenzuziehen. Die Folge ist oft eine fast tägliche Anwendung dieser Mittel. Die Schleimhaut trocknet außerdem sehr stark aus. Alternativen dazu: Nasentropfen selbst herstellen, einfaches Salzwasser oder isotonische Kochsalzlösung in die Nase träufeln. Empfehlenswert sind unter anderen auch die Nasentropfen der Firma Heel (Euphorbium), LuffaSpray von der DHU (Deutsche Homöopathische Union) und Arum-Nasenspray von Nestmann. Vorsicht auch beim Inhalieren mit ätherischen Ölen, denn Homöopathie verträgt sich nicht damit!

Die wichtigsten homöopathischen Mittel bei Schnupfen

(Dosierung siehe Seite 13)

Aconitum (Blauer Eisenhut)
Anfangsmittel beim ersten Kribbeln, trockene, heiße Nase, verstopft, oft ausgelöst durch trockenes kaltes und windiges Wetter. Meist beginnt die Nase zu laufen, das Sekret ist wäßrig und heiß.

Belladonna (Tollkirsche)
Schnupfen tritt plötzlich auf, oft durch naßkaltes Wetter oder Abkühlung. Es kommt zu Niesanfällen, heißer geschwollener Nase, oft einseitig verstopfter Nase. Nase und auch Kopf sind heiß und rot.
Belladonna ist eines der häufigsten Schnupfenmittel im Anfangsstadium.

Allium cepa (Küchenzwiebel)
Auch dieser Schnupfen entsteht durch naßkaltes Wetter, oft verbunden mit Wind. Besonders im warmen Zimmer kommt es zu Niesanfällen, tränenden Augen und laufender Nase. Das Sekret aus der Nase ist sehr scharf und macht den Bereich zwischen Nase und Mund wund. Die Nase läuft ununterbrochen, wie beim Zwiebelschneiden. Die Oberlippe wird wund und trocken. An frischer Luft bessern sich die Beschwerden.

Arsenicum album (Weißes Arsenik)

Der Schnupfen ist fast genauso wie der von Allium cepa. Der dünne wäßrige Schnupfen macht Oberlippe und Nasenlöcher wund. Es kitzelt in der Nase, das Kind hat schon wieder einen Schnupfen.
Im Gegensatz zu Allium cepa fühlt sich das Kind im warmen Zimmer wohl, es friert leicht, auf gar keinen Fall möchte es an die frische Luft.

Oft geht dieser Schnupfen in eine Bronchitis über. Warme Getränke oder ein warmes Bad, wenn kein Fieber besteht, bessern die Beschwerden.

Euphrasia (Augentrost)

Auch hier handelt es sich um einen wäßrigen Fließschnupfen. Nase und Augen sind wie bei Allium cepa und Arsenicum betroffen – mit folgendem Unterschied: Das Sekret aus der Nase macht nicht viel Beschwerden, die tränenden Augen jedoch verursachen oft eine Bindehautentzündung. Hier macht also die Tränenflüssigkeit alles wund. In frischer Luft geht es besser. Bei Wärme, Licht und abends ist alles schlimmer.

Dulcamara (Bittersüß)

Ausgelöst wird der Schnupfen durch Nässe, Wetterwechsel von warm nach naßkalt, Temperatursturz und so weiter. Es ist ein trockener Fließschnupfen mit stark verstopfter Nase. Im warmen Zimmer beginnt er oft zu fließen, meistens auch dickeitrig. Oft ist der Hals ebenfalls entzündet. Eine warme Auflage auf die Stirn oder Nase tun diesem Kind gut, alles Kalte wird abgelehnt und verschlimmert. Auch Rotlichtbestrahlungen tun hier oft sehr gut. Dieser Schnupfen ist typisch für kälte- und wetterempfindliche Kinder, oft neigen sie auch zu Blasenkatarrhen.

Nux vomica (Brechnuß)

Dieses Mittel ist, wie Aconit und Belladonna, ein gutes Anfangsmittel bei Schnupfen. Auch hier fröstelt das Kind leicht und fühlt sich im Warmen wohler. Oft beginnt dieser Infekt mit heftigem Niesen und gleichzeitigem Kribbeln. Diese Kinder bevorzugen auch im Sommer Rollis und hochgeschlossene Kleidung, eventuell auch einen Schal, sonst fühlen sie sich nicht wohl. Geöffnete Fenster lieben sie überhaupt nicht. Sie sind sehr reizbar und launisch. Morgens nach dem Aufwachen fließt der Schnupfen, abends ist alles wieder verstopft.

Pulsatilla (Wiesenküchenschelle)
Typisch für Pulsatilla ist der einseitige Schnupfen, meistens rechts. Die Absonderungen sind dick und gelblich, der Geruchs- und Geschmackssinn ist stark beeinträchtigt. Die Nase ist am Tage verstopft, nur morgens löst sich reichlich Sekret. Der Mund und die Lippen sind sehr trocken, trotzdem besteht wenig Durst. Das Kind leckt ständig mit der Zunge über die Lippen. Oft springen die Lippen auf. Im Freien fühlt sich das Kind wohler. Es benötigt viel Zuwendung, ist sehr anhänglich und weinerlich.

Sambucus nigra (Holunder)
Sambucus ist das geeigneteste Mittel beim Schnupfen des Säuglings. Die Nase ist verstopft, das Kind muß sich beim Saugen sehr anstrengen und bekommt schwer Luft. Es muß immer wieder Pausen einlegen, um Luft zu holen. Nachts ist es ebenfalls sehr schlimm, das Schlafen wird erschwert.

Mittel bei Nasennebenhöhlenkatarrhen oder Entzündungen

(Dosierung siehe Seite 13)

Hydrastis (Kanadische Gelbwurz)
Wenn Ihr Kind dazu neigt, den Schnupfen allzu leicht chronisch werden zu lassen, oder die Nebenhöhlen und Stirnhöhlen mit angegriffen werden, sollten Sie Hydrastis geben.
Das Sekret dieses Schnupfens kann wäßrig reizend sein, das dann gelblich-weißlich wird. Die Nasenlöcher sind dann sehr wund, ebenso der Wangenbereich. Oft dickt dieses Sekret sehr stark ein, bleibt an den Schleimhäuten haften und verursacht die unangenehmen Kopfschmerzen. Die Zunge ist häufig ebenfalls weißlich belegt, es besteht ein bitterer Geschmack im Mund, das Kind neigt zu chronischem Schnupfen, der immer wieder auftritt. Meistens handelt es sich hier um sehr zarte, schlanke Kinder.
Im warmen Zimmer verschlimmert sich die verstopfte Nase, an frischer Luft geht es besser.

Kalium bichromicum (Kaliumdichromat)

Der Schnupfen, der Kalium bichromicum benötigt, hat ein dickes gelbliches Sekret, das teilweise aus der Nase läuft und dabei oft lange dicke Fäden zieht, eine richtige klassische »Rotznase«. Oft ist die Nase durch dicke Schleimpfropfen verstopft und verklebt. Das Kind versucht, in der Nase zu bohren, um die Krusten zu lösen. Beim Naseputzen kommt kaum etwas heraus, weil alles in den Nebenhöhlen festsitzt. Der Schnupfen hat sich zur Nasennebenhöhlenentzündung (Sinusitis) ausgeweitet. Typisch für die Sinusitis ist der Druck über der Nasenwurzel und der Stirn. Beim Herunterbeugen des Kopfes spürt man den Druck am stärksten.
Dem Kind geht es im warmen Zimmer besser als in frischer Luft, im Gegensatz zu Hydrastis. Kälte steigert den Kopfschmerz.

> Vorsicht! Richtig auskurieren, nicht zu früh ins Kalte, Zugluft vermeiden. Empfehlenswert sind Rotlichtbestrahlung, Wärmeanwendung, Inhalieren mit Emser Salz oder Wasserdampf, dabei anschließend im Warmen bleiben.

Cinnabaris (Zinnober)

Bei diesem Infekt entzünden sich die Nasennebenhöhlen bereits, bevor der Schnupfen auftritt. Das Kind klagt über heftige Kopfschmerzen, hat den typischen Druck über der Nasenwurzel und kann sich schwer konzentrieren. Es entwickelt sich langsam ein eitriger Schnupfen, ab und zu werden beim Naseputzen gelbe Pfropfen abgesondert. Die äußere Wange fühlt sich sehr heiß an, auch die Stirn fängt an, pochend zu schmerzen. Nachts, im warmen Zimmer und in warmen Jahreszeiten ist alles besonders schlimm, ebenso bei Anstrengung. In frischer Luft und bei Ruhe bessern sich die Beschwerden.

Luffa (Kürbisschwämmchen)

Wenn die Nase sehr trocken ist, sich Krusten und Borken bilden oder ein sogenannter Stockschnupfen mit den lästigen Kopfschmerzen entsteht, sollte Luffa eingesetzt werden. Das Sekret verflüssigt sich, unterstützend kann man die Luffa-Nasentropfen der DHU einsetzen. Im warmen Zimmer reagiert die Nase sehr trocken und wird leicht wund. Luffa eignet sich auch für Patienten, die zu oft die handelsüblichen austrocknenden Tropfen und Sprays benutzt haben.

Hepar sulfuricum (Kalkschwefel)
Wenn der Schnupfen Ihres Kindes reif ist, das heißt, gelb-grüner Schleim löst sich regelmäßig und gut, geben Sie zum Abschluß 2–3 Tage lang Hepar sulfuricum, um das Gewebe von Restkeimen zu reinigen. Bleiben Reste zurück, hat das Kind wenige Wochen den nächsten Infekt, der sich oft chronisch darstellt und im Körper streut, zum Beispiel auf Ohren oder Bronchien.

- Mein Tip: Jeder eitrige Schnupfen wird am Ende mit Hepar sulfuricum behandelt.

Wissenswertes auf einen Blick

Schnupfen und Nebenhöhlenentzündung

Aconitum (Blauer Eisenhut)
Leitmotive: siehe Fieber (Seite 42), trockene, heiße Nase.

Belladonna (Tollkirsche)
Leitmotive: siehe Fieber (Seite 42), Niesanfälle, heiße, geschwollene Nase, einseitig verstopft.

Allium cepa (Küchenzwiebel)
Leitmotive: Wasserschnupfen, Sekret aus Nase und Augen, Nasensekret verursacht wundes Gefühl im Nasen- und Mundbereich, besser an frischer Luft.

Arsenicum album (Weißes Arsenik)
Leitmotive: Schnupfen wie Allium cepa, besser im Warmen.

Euphrasia (Augentrost)
Leitmotive: siehe Allium cepa, aber: Sekret aus den Augen verursacht Augenentzündung.

Dulcamara (Bittersüß)
Leitmotive: Nässe, Wetterwechsel, Fließschnupfen, Veranlagung zu Blasenkatarrh, Wärme bessert.

Nux vomica (Brechnuß)
Leitmotive: gutes Anfangsmittel für fröstelnde Kinder, Niesanfälle, Kribbeln in der Nase, reizbar, Kälte verschlechtert.

Pulsatilla (Wiesenküchenschelle)
Leitmotive: einseitiger, meist rechtsseitiger Schnupfen, dickes, gelbes Sekret, aufgesprungene Lippen, weinerlich, anhänglich.

Sambucus nigra (Holunder)
Leitmotive: Säuglingsschnupfen, Saugen erschwert.

Hydrastis (Kanadische Gelbwurz)
Leitmotive: Stirn- und Nebenhöhlen entzündet, Nasenlöcher wund, Zunge belegt, bitterer Geschmack, Kopfschmerzen, besser an frischer Luft.

Kalium bichromicum (Kaliumdichromat)
Leitmotive: »Rotznase«, dicker, fadenziehender Schleim, Druck auf Kopf und Nasenwurzel, pochender Kopfschmerz, besser in Wärme.

Cinnabaris (Zinnober)
Leitmotive: beginnt mit Nasennebenhöhlenkatarrh, Kopfschmerzen, besser an frischer Luft.

Luffa (Kürbisschwämmchen)
Leitmotive: trockener Stockschnupfen, Kopfschmerzen, verkrustete Nase.

Hepar sulfuricum (Kalkschwefel)
Leitmotive: Endmittel für »reifen« Schnupfen, Eiter wird gelöst, Nebenhöhlen gereinigt.

Testen Sie Ihre erworbenen Kenntnisse!

(Lösungen Seite 125)

1. Marion ist den ganzen Nachmittag Schlitten gefahren. Jetzt hat sie eine geschwollene, heiße Nase und muß ständig niesen. Die rechte Seite ist auffallend verstopft. Welches Mittel kann helfen?

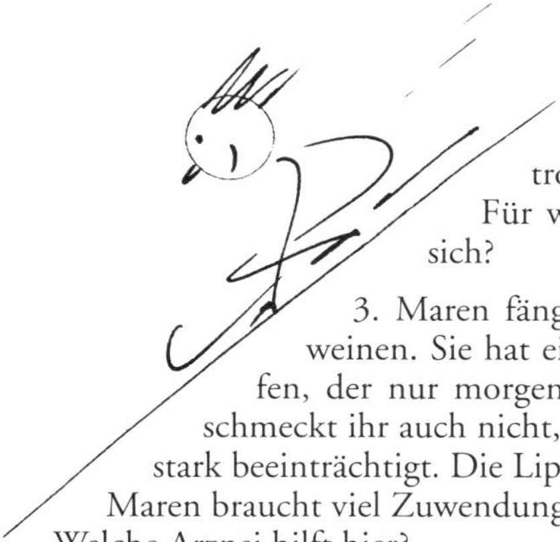

2. Der kleine Frank hat sich erkältet. Aus Nase und Augen trieft und tränt es. Besonders die Augen sind betroffen und entzünden sich.
Für welche Arznei entscheiden Sie sich?

3. Maren fängt bei jeder Kleinigkeit an zu weinen. Sie hat einen dicken, eitrigen Schnupfen, der nur morgens etwas gelöst ist. Das Essen schmeckt ihr auch nicht, denn der Geschmackssinn ist stark beeinträchtigt. Die Lippen sind stark aufgesprungen. Maren braucht viel Zuwendung.
Welche Arznei hilft hier?

4. Daniel klagt über starke Kopfschmerzen. Besonders über der Nase pocht und sticht es. Erst später bekommt er einen Schnupfen mit dickem, gelbem Sekret.
Welche Arznei ist hier angezeigt?

5. Meike friert schon den ganzen Tag. Jetzt beginnt sie heftig zu niesen, ist gereizt und bindet sich einen dicken Schal um. Am nächsten Morgen ist die Nase völlig verstopft. Meike fühlt sich am wohlsten im warmen Zimmer.
Welche Arznei geben Sie diesem Kind?

6. Die Oberlippe und die Nasenlöcher von Hendrik sind bereits sehr wund. Der wäßrige Schnupfen ist sehr lästig. Hendrik friert und möchte nicht nach draußen zum Spielen.
Welches Mittel ist hier angezeigt?

7. Julian ist erst wenige Wochen alt. Das Saugen aus der Flasche strengt ihn sehr an, er muß öfter eine Pause einlegen. Das kleine Baby hat den ersten Schnupfen.
Was unternehmen Sie?

Ohrenentzündungen bei Kindern

Diese Krankheiten gehören zu den häufigsten im Kindesalter. Sie treten oft in Verbindung von Schnupfen oder Kinderkrankheiten auf. Viele Kinder bekommen auch grundsätzlich bei jeder Erkältung Ohrenschmerzen. Auch vergrößerte Rachenmandeln können eine Ohrenentzündung verursachen.
Durch die sogenannte Ohrtrompete steigen Krankheitserreger in das Mittelohr auf und verursachen hier die Entzündung. Diese Trompete, auch Eustachische Röhre genannt, verbindet das Mittelohr mit dem Rachen und ist normalerweise geöffnet. Flüssigkeit, die in den Schleimzellen des Ohres produziert wird, fließt in den Rachen ab. Die Ohrtrompete sorgt außerdem für den Druckausgleich zwischen dem Mittelohr und der Außenwelt.
Bei kleinen Kindern und Säuglingen ist die Ohrtrompete noch sehr kurz und gerade, so daß sich durch das vermehrte Liegen, besonders bei Kleinkindern, im Mittelohr leicht Flüssigkeit sammelt, die normalerweise über die Trompete abfließen würde.
Der Beginn einer Mittelohrentzündung, Otitis media genannt, ist am Anfang nicht so gefährlich, wie immer angenommen wird. Die Krankheit ist allerdings fast immer sehr schmerzhaft und erfordert viel Zuwendung.
Meistens tritt die Entzündung einseitig auf. Auffallend ist auch, daß das Kind auf der kranken Seite liegt oder die Hand an die kranke Seite legt. Wichtig ist, daß hier rechtzeitig gehandelt wird, denn nicht jede Ohrentzündung benötigt unbedingt Antibiotika.

Wichtig! Stellen sich bei dem Kind hohes Fieber, starke Kopfschmerzen, Übelkeit, Erbrechen, Nackensteife, apathisches Verhalten oder ähnliches ein, dann sofort den Arzt verständigen. Hier besteht Verdacht auf Gehirnhautentzündung, in diesem Fall wäre durch den Warzenfortsatz, den Mastoid, Eiter ins Gehirn vorgedrungen. Bei rechtzeitiger Behandlung tritt diese Erscheinung nicht auf.

Das müssen Sie beachten

Bewährt haben sich die folgenden Hausmittel oder die homöopathische Behandlung unterstützenden Maßnahmen:

- Möglichst Bettruhe, dabei Oberkörper hochlagern.
- Zwiebelsäckchen aufs Ohr legen, Zwiebel feinhacken, erwärmen, in ein Tüchlein geben, um das Ohr wickeln, Schal darüber.
- Außerdem: warme Dampfbäder,
- warme Kompressen,
- Rotlichtbestrahlungen.

Nasentropfen sind bei Mittelohrentzündung besser als Ohrentropfen, denn bei intaktem Trommelfell gelangen die Ohrentropfen nicht bis ins Mittelohr (empfehlenswert sind Euphorbium Heel und Rhinologes Tropfen.
Bei Ohrenentzündungen, die sich im äußeren Ohrbereich abspielen (oft nach Zugluft), helfen Ohrentropfen, am besten etwas angewärmt. Ebenfalls gut sind warme Auflagen, Rotlicht oder Heizkissen.

Die wichtigsten homöopathischen Mittel

(Dosierung siehe Seite 13)

Aconitum (Blauer Eisenhut)
Wenn die Ohrenschmerzen nach Aufenthalt in Kälte und bei trockenem Wind auftreten und sehr plötzlich beginnen, ist Aconit das bewährte Anfangsmittel. Sofort gegeben, kann Schlimmeres verhindert werden. Der Schmerz ist pochend und nachts am stärksten, das Kind ängstlich. Das Ohr glüht.

Belladonna (Tollkirsche)
Bei Belladonna ist der Kopf des Kindes wieder hochrot und heiß. Das Ohr fühlt sich ebenfalls heiß an, ist außerdem berührungsempfindlich. Der Schmerz ist pochend, Fieber tritt dazu.
Jede Bewegung macht alles noch schlimmer. Der Schmerz dieses Infektes tritt, wie bei Aconit, plötzlich auf, vorher ist keine weitere Erkrankung da gewesen. Wärme tut dem Patienten sehr gut.

Plantago major (Großer Wegerich)

Dieses Mittel bewährt sich besonders bei Ohrenschmerzen, die während des Zahnens auftreten. Es hilft hier gegen beides, die Ohrenschmerzen und die Zahnungsbeschwerden. Auffallend ist der wandernde Schmerz, mal rechtes Ohr – mal linkes Ohr – oder beide Ohren.
Man gibt Plantogo major innerlich als Globuli oder äußerlich als Urtinktur ins äußere Ohr. Dazu wird ein Teelöffel der Tinktur erwärmt und dann vorsichtig ins Ohr gegeben. Auch bei Kindern als Ohrentropfen anzuwenden, wenn sich eine Entzündung anbahnt.

Verbascum (Königskerze)

Diese Ohrenschmerzen können nach Wind und Zugluft auftreten, aber auch nach Infektionskrankheiten, wie Masern, Scharlach, Keuchhusten oder auch nach Mandelentzündungen.
Auch hier therapiert man innerlich und äußerlich. Die Urtinktur Verbascum wird, wie bei Plantago erklärt, ins Ohr geträufelt, innerlich gibt man die Globuli. Sie sind in der Lage, sehr schnell den Schmerz zu nehmen.

Ferrum phosphoricum (Eisenphosphat)

Kinder, die bei jedem Infekt Ohrenschmerzen bekommen und auch sonst sehr anfällig sind, werden erfolgreich mit diesem Mittel behandelt. Es sollte sofort beim ersten Schmerz gegeben werden, das Ohr ist meistens stark gerötet, der Schmerz ist stechend und pochend.
Wenn Sie wissen, daß Ihr Kind zu diesen Erscheinungen neigt, sollte Ferrum phosphoricum immer das Anfangsmittel sein, auch anstelle von Aconit.

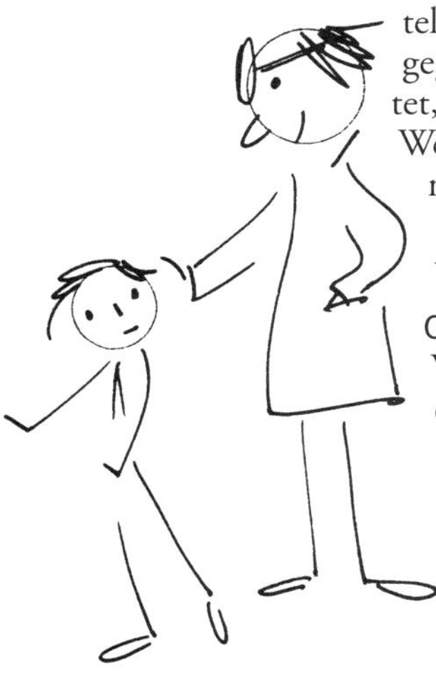

Chamomilla (Kamille)

Wenn das Kind bei den Ohrenschmerzen durchdringend schreit, schwer zu beruhigen ist, alles wegwirft, herumgetragen werden will, also das typische Chamomillakind ist, braucht es diese Arznei. Meistens ist eine Wange besonders stark gerötet, die andere dagegen blaß.

Capsicum (Spanischer Pfeffer)
Wenn keines der bereits genannten Mittel Erfolg bringt, sollten Sie Capsicum versuchen. Das Kind hat brennende, stechende Ohrenschmerzen, hinter dem Ohr ist alles geschwollen und sehr druckempfindlich. Oft hat das Kind fleckig-gerötete Wangen, es fröstelt, hat zusätzlich Kopfschmerzen, der Rachen und die Kehle sind sehr trocken. Das Kind verträgt keine Berührung in Ohrnähe, es möchte auch am liebsten in Ruhe gelassen werden. Wärme tut ihm nicht gut, es deckt sich auch im Bett immer wieder ab. Häufig ist das Mittelohr vereitert.

Treten solche Beschwerden auf, sollten Sie das Kind genau beobachten und am besten einen Therapeuten um Rat fragen, besonders dann, wenn das Fieber bedrohlich steigt oder das Befinden schlechter wird. In diesem Fall besteht Verdacht auf Meningitis. Kinder, die ständig zu Ohrenentzündungen neigen, sollten eventuell eine Konstitutionsbehandlung beim Therapeuten verordnet bekommen. Oft stellen sich wesentliche Besserungen ein.

Wissenswertes auf einen Blick

Ohrenentzündungen

Aconitum (Blauer Eisenhut)
Leitmotive: siehe Fieber (Seite 42), Anfangsmittel, ausgelöst durch kalten Wind oder durch Zugluft, keine weitere Erkrankung, plötzlich auftretend, nachts am schlimmsten, pochender, heißer Schmerz.

Belladonna (Tollkirsche)
Leitmotive: siehe Fieber (Seite 42), roter, heißer Kopf, pochender Schmerz, Wärme bessert, Berührung verschlimmert.

Plantago major (Großer Wegerich)
Leitmotive: Ohrenschmerzen in Verbindung mit Zahnen, wandernder Schmerz, innerlich und äußerlich anzuwenden.

Verbascum (Königskerze)
Leitmotive: nach Wind und Zugluft, aber auch nach Infektionskrankheiten (Masern, Keuchhusten, Mandelentzündung) auftretend, stark schmerzstillend, innerlich und äußerlich anzuwenden.

Ferrum phosphoricum (Eisenphosphat)
Leitmotive: Kinder, die nach jedem Infekt Ohrenentzündungen bekommen, sehr infektanfällige Kinder mit schwacher Abwehr. Sofort beim ersten Schmerz geben, pochender, stechender Schmerz, Ohr stark gerötet.

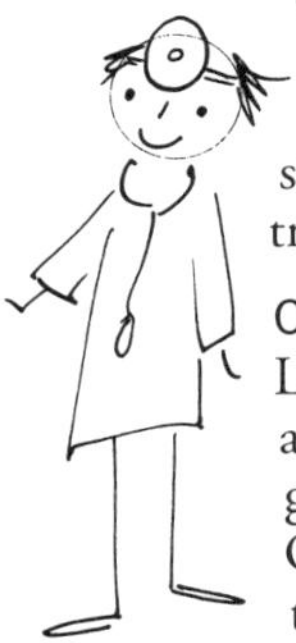

Chamomilla (Kamille)
Leitmotive: typisches Chamomillakind, siehe Säuglingsbeschwerden (Seite 16), meistens eine Wange sehr stark gerötet, andere Seite blaß, gereiztes Kind, Herumtragen bessert.

Capsicum (Spanischer Pfeffer)
Leitmotive: bewährtes Mittel bei Ohrenschmerzen, auch anzuwenden, wenn die anderen Mittel keinen Erfolg bringen, brennender, stechender Ohrschmerz, hinter dem Ohr alles geschwollen, berührungsempfindlich, Fieber, trockene Kehle und Rachen, kälteempfindlich, Wärme verschlechtert, oft Eiter im Mittelohr, Ruhe bessert.

■ Merke: Dieses Kind muß genau beobachtet werden! Wenn das Fieber bedrohlich ansteigt oder das Allgemeinbefinden deutlich schlechter wird, muß ein Arzt oder Heilpraktiker geholt werden! Gefahr von Meningitis!

Testen Sie Ihre erworbenen Kenntnisse!

(Lösungen Seite 125)

1. Die kleine Laila ist heute bereits beim Erwachen sehr weinerlich und quengelig. Die Zähnchen quälen die Kleine sehr, aber jetzt scheint auch noch etwas anderes hinzugekommen zu sein. Laila hält die kleinen Hände

---

abwechselnd an das rechte und das linke Ohr. Wahrscheinlich hat sie sich nun auch noch eine Ohrenentzündung zugezogen. Sie sind sehr besorgt um die Kleine. Ihre Freundin kennt sich gut mit Homöopathie aus und rät zu einem bewährten Mittel.
Welche Arznei meint die Freundin?

2. Markus hatte vor zwei Wochen die Masern. Gott sei Dank ist alles gut überstanden. Zu Ihrem Entsetzen klagt er jetzt über heftige Ohrenschmerzen und fühlt sich nicht besonders wohl.
Welche Arznei kann hier helfen?

3. Jens hat mit seinem Freund Florian einen großen Schneemann gebaut. Die beiden haben dabei gar nicht den eisigen, kalten Wind bemerkt, der jetzt um das Haus weht. Gegen Abend wird Jens dann von starken Ohrenschmerzen gequält. In der Nacht kann Jens diesen pochenden Schmerz kaum ertragen.
Welches Mittel sollte seine Mutter jetzt verabreichen?

4. Die sechsjährige Nadine ist ein richtiges Sorgenkind. Sie ist sehr anfällig, fast jeder Infekt ist mit Ohrenentzündungen verbunden. Auch jetzt klagt Nadine bereits wieder über starke Schmerzen im rechten Ohr.
Für welches Mittel entscheiden Sie sich?

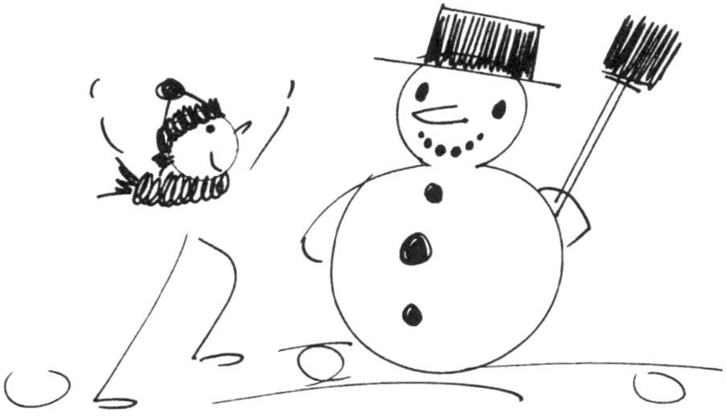

5. Torsten hat eine sehr hartnäckige Mittelohrentzündung. Alle Versuche mit der Homöopathie haben bis jetzt keinen Erfolg gebracht. Torsten hat Fieber, Kopfschmerzen und möchte seine Ruhe haben. Sie starten einen letzten Versuch mit Ihren Kenntnissen und hoffen, dem Jungen damit zu helfen.
   Welches Mittel geben Sie Torsten?
6. Daniela hat Ohrenschmerzen, die von einem Ohr zum anderen wandern. Mal ist der Schmerz rechts unerträglich, dann wieder links mehr ausgeprägt. Sonst ist nichts Auffälliges festzustellen.
   Für welche Arznei entscheiden Sie sich?

Husten, Bronchitis und Krupphusten

Husten und Bronchitis gehören zu den häufigsten Krankheitsbildern im Kindesalter und sind oft sehr ausgeprägt und langwierig. Der Kinderarzt verordnet entweder schleimlösende oder hustenreizstillende Hustensäfte. Die lösende Wirkung der Medikamente ist oft angebracht. Der Hustenreiz sollte jedoch nicht völlig unterdrückt werden; er ist ein natürlicher Reflex und wird dann ausgelöst, wenn Fremdkörper in den Rachen eingedrungen sind oder Schleimstoffe abgehustet werden. Aber: Nicht bei jedem Husten muß unbedingt etwas gelöst werden!
Beim trockenen Reizhusten besteht zwar ein ständiger Hustenreiz, es wird aber so gut wie nichts abgehustet. Hier haben die eingedrungenen Erreger das Flimmerepithel der Schleimhäute gereizt. Durch diese feinen, jetzt irritierten Flimmerhärchen entsteht ein lästiger Hustenreiz. Hier kann es vor allen Dingen nachts sinnvoll sein, ein hustenstillendes Medikament zu verordnen.

Was Sie tun können

In der Homöopathie kann man den Husten individueller behandeln. Man unterscheidet nicht nur den Reizhusten von dem verschleimten, zu lösenden Husten, sondern auch hier spielen wieder viele andere Faktoren eine wichtige Rolle.
Ich glaube nicht, daß Ihr behandelnder Kinderarzt folgende Fragen stellt: Ist der Husten besser, wenn das Kind sich in frischer Luft aufhält? Wird der Husten im Liegen oder im Sitzen besser? Bringt Wärme eine Erleichterung? Wie war das Wetter, als der Husten begann? Diese Fragenreihe kann man wieder unendlich fortsetzen; sie soll verdeutlichen, wie individuell die Homöopathie eingesetzt werden kann.
Ich möchte hier in erster Linie den normalen Erkältungshusten und die akute Bronchitis besprechen. Chronische Bronchitis und Asthmahusten gehören nicht in die Hand des Laien und sind deshalb nicht erwähnt.
Krupphusten stellt eine Sonderform des Hustens dar. Auch diese Krankheit soll von einem erfahrenen Homöopathen langfristig behandelt werden. Da diese Hustenanfälle jedoch meistens nachts und oft ohne lange Vorwarnung auftreten, sind einige Mittel für den akuten Fall in diesem Buch aufgeführt.

In den folgenden Fällen sollte bei allen Arten von Husten fachliche Hilfe geholt werden:

- bei akuter Atemnot,
- bei konstantem Fieber über 39 Grad, sofern es mehrere Tage bestehen bleibt,
- wenn das Kind plötzlich sehr flach atmet (Nasenflügelatmen – Verdacht auf Lungenentzündung),
- bei blutigem Auswurf,
- bei schlechtem Allgemeinbefinden,
- wenn der Husten nach fünf Tagen keinerlei Besserung zeigt,
- bei starken Schmerzen im Rippen- oder Brustbereich.

Die wichtigsten homöopathischen Mittel bei Husten und Bronchitis

(Dosierung siehe Seite 13)

Aconitum (Blauer Eisenhut)
Dieser Husten tritt, wie auch die anderen Erkältungssymptome, wieder in Verbindung mit kaltem Wind, trockener Kälte und Zugluft auf. So wie der Auslöser (trockenes Wetter) ist auch der Husten trocken. Oft besteht Kurzatmigkeit und ein trockenes Brennen in der Kehle. Das Kind ist unruhig, greift sich häufig beim Atmen oder Husten an den Hals. Beim Einatmen von kalter Luft reagiert es sehr empfindlich. Nachts ist dieser Husten am schlimmsten.
Aconitum ist ein Mittel für das erste Stadium eines Hustens, der auch oft in Verbindung mit Erkältung auftritt. Auch erstes Mittel für eine akute Bronchitis. Dem Kind geht es besser an frischer Luft und nach Schweißausbruch, schlechter nachts und im warmen Zimmer.

Belladonna (Tollkirsche)
Der Husten, der auf Belladonna anspricht, tritt meistens bei feuchtkalter Witterung oder nach plötzlicher Abkühlung auf. Auch hier sind die typischen Belladonnasymptome zu finden, wie roter, heißer Kopf, Kopfschmerzen, erregtes Verhalten des Kindes.
Der Hals ist meistens mit entzündet und brennt und kitzelt. Der Husten wird im Laufe der Zeit bellend und eventuell krampfartig. Nach dem Schlafen ist es besonders schlimm.

Ferrum phosphoricum (Eisenphosphat)
Auch Ferrum phosphoricum ist ein Mittel für die erste Phase einer Bronchitis, besonders wenn sie durch Ansteckung erfolgt ist, also nicht nur durch Unterkühlung und so weiter.
Diese Bronchitis befällt oft die kleinen Bronchialäste und kann sich bei schlechter Abwehrlage leicht zur Lungenentzündung ausweiten. Es kommt zu Auswurf, der meist blutig oder rostbraun werden kann. Meist besteht bei diesem Infekt gleichzeitig Heiserkeit. Dem Kind geht es schlechter bei Anstrengung und schnellem Laufen, nachts ist der Husten besser.

> Wichtig! Rostbrauner Auswurf ist ein Alarmzeichen für Verdacht auf eine Lungenentzündung, besonders dann, wenn beim Husten und Atmen starke Schmerzen auftreten! Ziehen Sie einen Arzt oder Heilpraktiker zu Rate.

Antimonium tartaricum (Tartarus emeticus; Brechweinstein)

Dieses Mittel ist eines der häufigsten Mittel bei Bronchitis der Kinder. Auffallend sind die typischen Rasselgeräusche in der Brust, dabei ist der Auswurf jedoch sehr gering. Das Kind ist kurzatmig, hat das Gefühl zu ersticken und setzt sich deshalb immer wieder auf. Es fühlt sich schwach, schläfrig, schwitzt leicht und ist sehr empfindlich und leidend. Es hat großen Durst auf kalte Getränke. In vielen Fällen besteht auch Heiserkeit. Die Zunge ist weißbelegt. Dem Kind geht es besser, wenn es sich im Bett aufsetzt, außerdem dann, wenn sich etwas Schleim löst und abgehustet werden kann. Abends im Liegen, besonders nachts, geht es dem Kind schlechter. Wärme sowie feuchtkaltes Wetter verschlimmern alles. Bei Alleinsein hat das Kind Angst.

Ipecacuanhae (Brechwurz)

Dieses Mittel hat große Ähnlichkeit zu Antimonium tartaricum und wird ebenso häufig angewendet. Bei einer Bronchitis mit deutlichem Rasseln auf der Brust ist eines dieser beiden Mittel meistens angezeigt.

Die Bronchitis, die Ipecacuanhae braucht, ist jedoch meistens noch hartnäckiger und heftiger. Hier besteht ständiger starker Husten, der sehr tief sitzt, es hat sich viel Schleim angesammelt, der aber wieder schwer abgehustet wird. Das Rasseln ist beim Atmen deutlich zu hören. Das Kind ist durch diesen quälenden Husten sehr erschöpft, läuft teilweise sogar blau an. Die Zunge ist hier, im Gegensatz zu Antimonium tartaricum, nicht belegt. Durch den heftigen Hustenreiz kommt es teilweise zum Erbrechen. Deshalb: Nur kleine Mahlzeiten verabreichen, nicht zum Essen zwingen.

Dem Kind geht es besonders im Liegen sehr schlecht.

Prägen sich diese Hustenanfälle immer mehr aus, kommt es zum bellenden, ziehenden Husten mit immer häufigerem Erbrechen, muß abgeklärt werden, ob das Kind Keuchhusten hat, besonders dann, wenn wenig oder gar kein Fieber besteht und das Kind am Tage weniger hustet und sich relativ wohl fühlt.

Bryonia (Weiße Zaunrübe)
Wenn sich das Kind beim Husten den Brustkorb festhält, weil durch diesen Druck der Schmerz gemildert wird, kann Bryonia helfen. Es ist angezeigt bei einer akuten, trockenen Bronchitis, die mit stechenden Schmerzen in der Brust begleitet ist. Es kommt zum harten trockenen Husten, bei dem nur wenig Auswurf besteht. Auch sind hier keine Rasselgeräusche zu hören. Das Kind wird von regelrechten Hustenattacken gequält, die trocken und schmerzhaft sind.
Es besteht sehr starker Durst auf kalte Getränke, aber wenig Appetit, nach dem Essen verschlimmern sich die Beschwerden nur noch. Das Kind zeigt die typischen Bryoniazeichen: sehr reizbar und launisch, möchte in Ruhe gelassen werden. Dem Kind geht es besser, wenn es auf der schmerzhaften Brust liegt, also am besten auf dem Bauch, weil dieser leichte Druck die Stiche lindert, ebenso in Ruhe und nach kalten Getränken. Dieser Hustentyp tritt auch oft in Verbindung mit einer Grippe auf, die sich langsam aufgebaut hat.

Rumex (Krauser Ampfer)
Rumex ist ein gutes Mittel für den trockenen Reizhusten, den sogenannten Kitzelhusten. Hier hat das Kind das Gefühl, als ob es etwas verschluckt habe, das nun quer im Hals sitzt und entfernt werden muß. Es besteht ein lästiger Hustenreiz, der immer wieder anfallsweise auftritt.

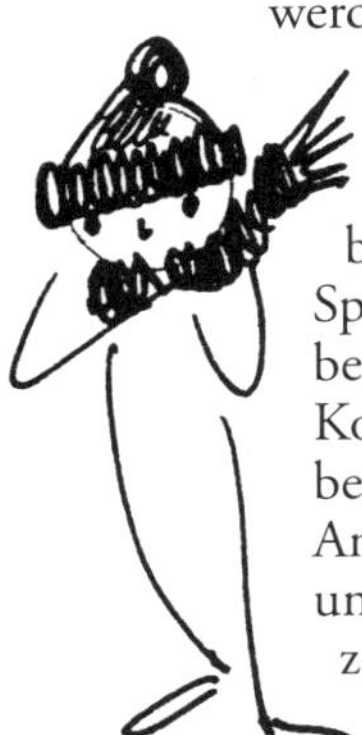

Der Husten verstärkt sich durch Einatmen von kalter Luft, vom Übergang von warm nach kalt, also beispielsweise von drinnen nach draußen. Auch viel Sprechen führt zum Hustenreiz. Nachts ist der Husten besonders lästig. Er wird gelindert, wenn das Kind den Kopf unter die warme Bettdecke steckt. Also: Wärme bessert, Kälte verschlimmert.
An frischer Luft versucht das Kind, Nase und Mund unter Schal oder Mütze zu halten, weil jeder kalte Luftzug einen Hustenreiz auslöst.

Bromum (Brom)

Der gleiche Husten wie Rumex, nur hier verschlimmert sich alles beim Übergang von kalt nach warm. Im warmen Zimmer ist der Hustenreiz quälend, an frischer Luft geht es besser.

Hyoscyamus (Bilsenkraut)

Auch dieser Husten ist ein trockener Kitzelhusten, wie bei Rumex oder Bromum. Es kommt hier zu trockenen, stark krampfartigen Hustenanfällen, die ganz besonders nachts sehr stark und hartnäckig auftreten können.
Diese Kinder sind dann sehr nervös, sensibel, schwatzhaft, durstig und können natürlich nachts nur sehr schwer schlafen. Am Tage und beim Aufsitzen läßt der Husten nach, beim Hinlegen verstärkt sich der Hustenreiz.

Phosphorus (Phosphor)

Auch der Husten, der auf Phosphor anspricht, ist ein trockener Kitzelhusten. Dieser Husten verschlimmert sich im Warmen, obwohl das Kind nach Wärme verlangt oder friert. Es besteht oft Heiserkeit, meist hat das Kind viel im Freien gespielt und dabei pausenlos herumgeschrien oder gesprochen. Der Kehlkopf ist ebenfalls gereizt und schmerzhaft.
Abends beim Liegen, besonders auf der linken Seite, tritt trockener, schmerzhafter Husten auf, besser wird es beim Liegen auf der rechten Seite und nach dem Schlafen. Die Kinder sind sehr nervös und reizbar, man kann nichts mit ihnen anfangen.
Phosphor ist oft eine Alternative oder auch ein Folgemittel zu Bryonia, auch häufig das Anfangsmittel bei Lungenentzündung.

Sticta pulmonatia (Lungenflechte)

Der Husten, der Sticta braucht, tritt nie am Anfang auf, sondern immer im Anschluß an eine Erkältung, zum Beispiel einen Schnupfen. Es ist das geeignete Mittel für alle Kinder, denen fast jeder Schnupfen auf die Brust schlägt. Der Schnupfen wird schnell und ohne Probleme überstanden, aber es kommt eine Bronchitis hinterher. Jeder Schnupfen geht in eine Bronchitis über.

Morgens ist der Husten feuchter, eventuell auch etwas rasselnd, gegen Abend wird er wieder trocken und verschlimmert sich dann. Beim Einatmen und bei Temperaturwechsel kommt es zu beson-

ders starkem Husten. Beim Husten treten Schmerzen im Brustkorb auf.
Sticta ist auch oft angezeigt bei Husten, der während oder nach Masern auftritt.

Drosera (Sonnentau)

Drosera ist ein gutes Mittel für krampfartigen, in Anfällen auftretenden Husten. Dieser Husten ist ebenfalls trocken, tritt besonders in der Nacht auf und führt teilweise zum Erbrechen und zur totalen Erschöpfung des Kindes. Es besteht ständiger Hustenreiz, so daß ein Anfall nach dem anderen auftritt. Das Kind kann sich kaum erholen, weil der Husten so schnell nacheinander auftritt. Es treten starke Schmerzen hinter dem Brustbein und an den Rippen auf, oft auch Magenschmerzen durch den starken Hustenreiz. Das Kind wird meistens durch das lästige Kitzeln im Hals geweckt, dadurch kommt es dann zum Hustenreiz.
Drosera ist oft angezeigt bei Husten in Verbindung mit Kinderkrankheiten, bei Keuchhusten, eventuell auch bei Krupphusten. Vergleichen Sie mit Ipecacuanhae und Antimonium tartaricum. Dort bestehen Rasselgeräusche auf der Brust, bei Drosera nicht!

Sanguinaria (Kanadische Blutwurzel)

Dieses Mittel ist dann angezeigt, wenn ein Katarrh endlich abgeklungen ist, und am Morgen erneut trockener Husten auftritt, der auf keine Arznei so richtig anspricht.
Der Husten wird durch brennende Schmerzen in der Brust begleitet, die meistens rechts stärker sind und in die Schulter ausstrahlen. Meist bestehen Atemnot, Engegefühl in der Brust sowie rechtsseitige Kopfschmerzen, besonders an der Stirn.

Sanguinaria ist häufig bei Kindern angezeigt, die Keuchhusten überstanden haben, aber noch monatelang weiterhusten, besonders dann, wenn sie sich anstrengen (laufen, Sport, schnelle Bewegung). Nachts tritt aber, anders als beim Keuchhusten, selten Hustenreiz auf.

Hepar sulfuricum (Schwefelsulfat)

Wie bei allen eitrigen Infekten, ist es hier bei der feuchten, mit starkem Auswurf verbundenen Bronchitis im Endstadium zur Reinigung einzusetzen (siehe Seite 57).

Die wichtigsten homöopathischen Mittel bei Krupphusten (akuter Anfall)

(Dosierung siehe Seite 13)

Aconitum (Blauer Eisenhut)
Dieses Kind ist sehr ängstlich, der Hustenanfall setzt plötzlich, meistens vor Mitternacht (23–24 Uhr) ein. Der Puls des Kindes ist oft auffallend hart und gespannt.
Wichtig ist das Verhalten der Eltern, denn die Kinder sind sehr ängstlich – also: Ruhe bewahren. Eigene Unruhe überträgt sich auf das Kind!

Euspongia officinalis (Spongia; Badeschwamm)
Spongia gilt als klassisches Mittel bei Krupphusten. Oft gibt man es als Folgemittel zu Aconit. Der Husten ist bellend, trocken und sehr quälend. Auch hier bestehen Angst und Unruhe, wegen der ausgeprägten Atemnot.
Bei beginnendem Pseudokrupp können Aconit und Spongia auch im Wechsel gegeben werden.

Hepar sulfuricum (Kalkschwefel)
Für diese Arznei sprechen Verschlimmerung gegen Morgen und beim tiefen Einatmen. Der Husten hört sich nicht so bellend an, sondern mehr rasselnd. Das Kind hat Schmerzen, meint zu ersticken und ist sehr weinerlich. Außerdem muß es gut zugedeckt bleiben, jedes Abdecken verschlimmert den Anfall.

Der Anfall, der Bromum benötigt, entwickelt sich meistens langsam und vor Mitternacht. Das Kind ist sehr heiser, es kann kaum sprechen. Der Hustenanfall steigert sich so stark, daß man Angst hat, das Kind könne am Schleim ersticken. Ein Kind, das gut auf Bromum anspricht, fühlt sich wohler, wenn es, wie das Chamomillakind, herumgetragen wird.

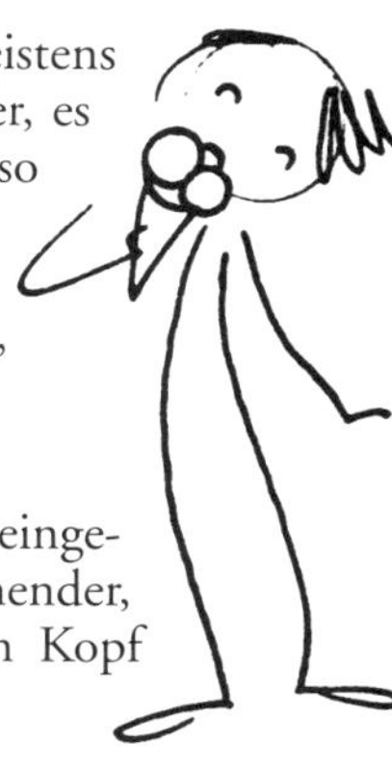

Sambucus nigra (Holunder)
Dieses Mittel wird beim plötzlichen, heftigen Anfall eingesetzt. Dieser Anfall beginnt nach Mitternacht mit keuchender, röchelnder Atmung. Das Kind strampelt, streckt den Kopf weit nach hinten, ringt nach Luft und läuft oft blau an.

- Mein Tip: Inhalationen mit Salzwasser, frische Luft, Ruhe, Zuwendung, eventuell Speiseeis helfen, den Anfall zu mildern.

Wissenswertes auf einen Blick

Aconitum (Blauer Eisenhut)
Leitmotive: siehe Fieber (Seite 42), Anfangsmittel, trockener Husten, Krupphusten.

Belladonna (Tollkirsche)
Leitmotive: siehe Fieber (Seite 42), Anfangsmittel, bellender Husten.

Ferrum phosphoricum (Eisenphosphat)
Leitmotive: Anfangsmittel bei akuter Bronchitis, Heiserkeit, Gefahr von Lungenentzündung.

Antimonium tartaricum (Brechweinstein)
Leitmotive: Rasselgeräusche, belegte Zunge, wenig Auswurf, Wärme verschlimmert, besser nach kalten Getränken und im Sitzen.

Ipecacuanhae (Brechwurz)
Leitmotive: Rasselhusten, tiefsitzend, Erbrechen.

Bryonia (Weiße Zaunrübe)
Leitmotive: siehe Fieber, trockener Husten, oft in Verbindung mit grippalen Infekten, Brustschmerzen.

Rumex (Krauser Ampfer)
Leitmotive: Kitzelhusten, besser in Wärme.

Bromum (Brom)
Leitmotive: Kitzelhusten, besser an frischer Luft, Krupphusten.

Hyoscyamus (Bilsenkraut)
Leitmotive: trockener Reizhusten, besonders nachts, krampfartig.

Phosphorus (Phosphor)
Leitmotive: Kitzelhusten, nach Sprechen in kalter Luft, besser im Liegen auf rechter Seite, Heiserkeit, Kehlkopf gereizt.

Sticta pulmonaria (Lungenflechte)
Leitmotive: Erkältung schlägt auf die Brust, dabei Schmerzen.

Drosera (Sonnentau)
Leitmotive: trockene, bellende Hustenanfälle, oft in Verbindung mit Kinderkrankheiten.

Sanguinaria (Kanadische Blutwurzel)
Leitmotive: hartnäckiger, erneut auftretender Husten, besser in Ruhe, schlechter bei Bewegung und Anstrengung.

Euspongia officinalis (Spongia; Badeschwamm)
Leitmotive: bellender Krupphusten, oft in Verbindung mit Aconit.

Sambucus nigra (Holunder)
Leitmotive: plötzlicher, nach Mitternacht auftretender Krupp-anfall, röchelnde Atmung, blauanlaufender Kopf.

Hepar sulfuricum (Kalkschwefel)
Leitmotive: Endmittel bei Bronchitis zur Reinigung; bei Krupphusten, der am Morgen auftritt und rasselnd ist.

Testen Sie Ihre erworbenen Kenntnisse!

(Lösungen Seite 126)

1. Kathrin hat sich in der Schule angesteckt. Nun liegt auch sie mit einer Bronchitis im Bett. Auf der Brust rasselt es, aber Kathrin hustet nur sehr wenig ab. Sie setzt sich immer wieder im Bett auf, weil sie das Gefühl hat, zu ersticken. Außerdem hat sie großen Durst und möchte immer Gesellschaft haben. Wenn sie allein gelassen wird, bekommt sie Angst.
   Welche Arznei kann hier helfen?

2. Franziska ist schon einige Zeit erkältet. Jetzt prägt sich der trockene Husten besonders aus. Franziska hält sich beim Husten den Brustkorb fest, weil sie große Schmerzen hat. Sie ist mürrisch, reizbar und launisch. Sogar die beste Freundin kann sie nicht besonders aufheitern.
Welche Arznei bekommt Franziska?

3. Immer wenn Mareike aus der Schule kommt, beginnt sie zu husten. Auch im Unterricht hustet sie ständig, nur in der Pause auf dem Schulhof wird es besser. Der Lehrer hat sich schon über diese ständige Husterei beschwert.
Welches Mittel wird hier eingesetzt?

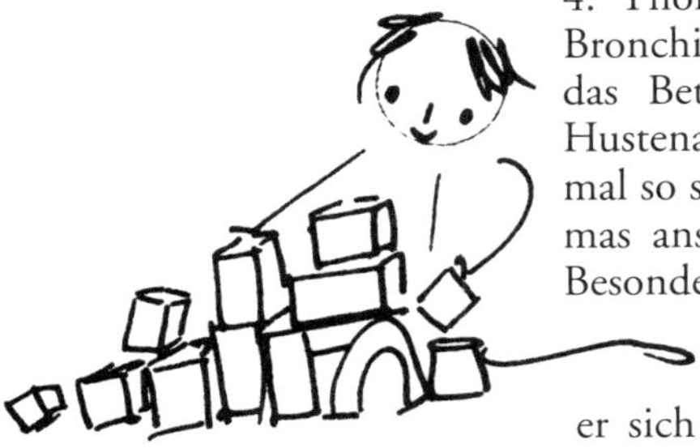

4. Thomas hat eine dicke Bronchitis und hütet brav das Bett. Er leidet unter Hustenanfällen, die manchmal so stark sind, daß Thomas anschließend erbricht. Besonders nachts kann der Junge kaum schlafen. Tagsüber setzt er sich im Bett auf, spielt mit Bausteinen oder Puzzlespielen und kann so den Husten ertragen.
Welche Arznei benötigt Thomas?

5. Julian bekommt nach jedem Schnupfen eine Bronchitis, die sich oft lange hinzieht. Besonders nachts ist der Husten sehr trocken und lästig. Das Husten bereitet dem Kind große Schmerzen.
Welches Mittel geben Sie Julian?

6. Fast sah es so aus, als ob Jennifer morgen wieder in die Schule hätte gehen können. In der Nacht beginnt sie jedoch erneut, kräftig zu husten. Auch am Morgen bessert sich dieser hartnäckige Husten nicht.
Welches Mittel kann helfen?

7. Die letzte Nacht war wieder sehr aufregend. Die kleine Heike hatte wieder einmal einen schlimmen Hustenanfall. Dabei war sie sehr ängstlich und aufgeregt. Atemnot und bellender Husten ließen die ganze Familie nicht zur Ruhe kommen.
   Welches Mittel kann hier eingesetzt werden?

Magen- und Darmerkrankungen

Neben den Erkältungskrankheiten sind Infekte des Magen- und Darmtraktes die häufigsten Erkrankungen im Kindesalter.
Sie verlaufen, besonders bei Kleinkindern, oft sehr schnell und heftig. (Wichtige Tips und Hinweise siehe Seite 15, Kapitel Säugling und Kleinkind!) Bei größeren Kindern sind diese Infekte weniger dramatisch.
Viele Störungen lassen sich sehr gut homöopathisch behandeln. Im folgenden Kapitel werden aufgeführt:

- Durchfall und Erbrechen (oft miteinander verbunden),
- Reiseübelkeit,
- Verstopfung,
- Durchfall.

Durchfall und Erbrechen

Die Ursachen für Durchfallerkrankungen bei Kindern sind vielfältig. Oft werden sie durch Infektionen ausgelöst, aber auch verdorbenene Speisen, zu viel oder Durcheinanderessen, eiskalte Getränke und so weiter können Durchfälle zur Folge haben.

Wichtig bei jedem Durchfall:

- Flüssigkeitsverlust ausgleichen!
- Mineralien zuführen!
- Durchfall, der auf keine der Therapien anspricht, gehört in die Hand eines Arztes oder Heilpraktikers!

Die wichtigsten homöopathischen Mittel bei Durchfällen

(Dosierung siehe Seite 13)

Arsenicum album (Acidum arsenicosum; Weißes Arsenik)
Kinder, die Arsenicum album benötigen, leiden unter einem starken Durchfall, oft verbunden mit Erbrechen und Übelkeit. Das

Kind ist dadurch sehr geschwächt, ängstlich und unruhig. Besonders in der Nacht steigert sich diese Unruhe. Es besteht großer Durst, bedingt durch den starken Flüssigkeitsverlust. Die Gefahr der Exsikkose (Austrocknung) ist groß. Deshalb ist die Flüssigkeitszufuhr sehr wichtig. Das Kind hat starkes Verlangen nach kalten Getränken.
Arsenicum album ist auch ein geeignetes Mittel für alle Kinder, die vor Klassenarbeiten oder Prüfungen Durchfall bekommen.

> Wichtig! Geben Sie keine eiskalten Getränke! Nur schluckweise trinken lassen! Am besten eignet sich Mineralwasser mit wenig Kohlensäure.

Carbo vegetabilis (Holzkohle)

Dieses Mittel bewährt sich bei allen Durchfällen, die mit starken Blähungen einhergehen. Das Kind hat einen aufgetriebenen, druckempfindlichen Bauch. Oft leidet es unter krampfartigen Bauchschmerzen. Es fühlt sich schlapp und elend. Der Kreislauf ist hier stark betroffen. Oft besteht eine große Kälteempfindlichkeit.

Aethusa (Hundspetersilie)

Aethusa ist in der Homöopathie das typische Sommerdurchfallmittel. Bei großer Hitze, schwülem Gewitterwetter oder in südlichen Urlaubsländern tritt diese Infektion auf, oft verbunden mit Erbrechen.

- Mein Tip: Bei Urlaubsfahrten in den Süden gehört Aethusa in die Reiseapotheke!

Podophyllum (Maiapfel)

(Siehe Seite 24; Kapitel Säugling.)
Podophyllum ist ein Standarddurchfallmittel bei schwallartigen Durchfällen, oft im Wechsel mit Verstopfung. Man spricht auch vom sogenannten »Hydrantenstuhl«. Hier treten keine Bauchschmerzen auf, es kommt zu starkem Rumoren und Gurgeln im Bauch und zu wäßrigen Durchfällen, die besonders gehäuft am Morgen auftreten.

Rheum (Rhabarber)
(Siehe Seite 23; Kapitel Säugling und Kleinkind)
Es treten saure, schmerzhafte Durchfälle auf, Schweiß und Haut des Kindes riechen ebenfalls sauer. Das Kind leidet unter starken, kolikartigen Bauchschmerzen, es friert und fühlt sich im Bett am wohlsten.

Okoubaka (Okoubakabaum)
Hier kommt es zu Durchfällen und auch zu Erbrechen als Folge von verdorbenen Nahrungsmitteln oder verunreinigtem Trinkwasser.
Ganz besonders im Sommer ist dieses Mittel angezeigt, ähnlich wie Aethusa. Es bewährt sich deshalb ebenfalls sehr gut bei Durchfallerkrankungen im Ausland, wenn ungewohnte Speisen verzehrt werden und die Hygiene oft auch nicht die beste ist.

Wichtig! Bei schlechten hygienischen Verhältnissen im Ausland kein Leitungs-, Brunnen- oder Quellwasser trinken! Wasser immer abkochen oder Mineralwasser trinken. Obst und Gemüse schälen oder gründlich abwaschen!

Erbrechen, Übelkeit und »Reisekrankheit«

Erbrechen und Übelkeit sind bei Kindern ebenfalls häufig an der Tagesordnung. Die Ursachen können auch hier sehr verschieden sein. Infekte, Erkältungen oder auch Aufregung führen bei Kindern leicht zum Erbrechen. Aber auch zu schnelles, hastiges Essen, zu viel Eis oder Süßigkeiten können die Ursachen sein. Viele Kinder reagieren auf Reisen mit Übelkeit oder Erbrechen. Hier ist es wichtig, rechtzeitig und gezielt ein Mittel einzusetzen, damit die Reise nicht für die ganze Familie zur Qual wird.

Wichtig! Langanhaltendes, unstillbares Erbrechen muß fachmännisch behandelt werden!

Die wichtigsten homöopathischen Mittel bei Übelkeit und Erbrechen

(Dosierung siehe Seite 13)

Pulsatilla (Wiesenküchenschelle)
Dieses Mittel ist bei Kindern häufig angezeigt, besonders nach Kindergeburtstagen, Faschingsfeiern, Weihnachten und so weiter. Das Erbrechen entsteht als Folge von zu vielen Süßigkeiten, nach übermäßigem Verzehr von Eis oder Kuchen, aber auch nach fetten Speisen. Meist ist die Zunge belegt. Die Kinder müssen häufig aufstoßen und leiden unter Mundgeruch. Sie haben großen Durst und fühlen sich in frischer Luft am wohlsten.
In der Regel wissen die Kinder, daß ihnen nach einer üppigen Nascherei schlecht wird, trotzdem essen sie immer wieder leidenschaftlich gern die falschen Sachen.

Ipecacuanhae (Brechwurz)
Hier steht die große Übelkeit mit dem ständigem Brechreiz im Vordergrund. Das Erbrechen bringt keine Erleichterung, oft kommen krampfartige Durchfälle hinzu. Das ständige Erbrechen und der Würgereiz lassen das Kind schnell erschöpfen. Die Zunge ist hier nicht belegt, oft besteht jedoch starker Speichelfluß.
Der Brechreiz bleibt auch dann noch bestehen, wenn alle Speisereste bereits erbrochen sind, es kommt dann zum bitteren, galligen Erbrechen.

Aethusa (Hundspetersilie)
Aethusa ist besonders bei Kleinkindern oft das passende Mittel bei Erbrechen und auch bei Durchfällen (siehe Seite 23). Besonders im Sommer ist es sehr bewährt, ebenso bei Milchunverträglichkeit. Die Kinder sind schnell erschöpft, blaß und neigen zu kaltem Schweiß. Oft haben sie nach dem Erbrechen jedoch bereits wieder Appetit. Leider wird die aufgenommene Nahrung dann meistens wieder erbrochen, eventuell eine Kette ohne Ende.

Petroleum (Petroleum)
Dieses Mittel eignet sich für alle Kinder, die unter starker Reiseübelkeit leiden. Es ist natürlich nicht identisch mit dem Brennstoff, sondern eine homöopathische Arznei. Schon der Geruch

von Benzin löst Übelkeit aus. Es ist sinnvoll, dem Kind bereits vor Reisebeginn das Mittel zu geben und während der Fahrt zu wiederholen.

- Mein Tip: Nehmen Sie die Arznei Petroleum aufgelöst in einer kleinen Flasche mit.

Cocculus (Kockelskörner)
Ein Kind, das Cocculus benötigt, leidet ebenfalls unter der sogenannten Reisekrankheit. Hier wird der Brechreiz durch die Fahrbewegungen ausgelöst, also durch Schaukeln, beim Flugzeug durch Auf- und Abwärtsbewegungen, im Schiff durch das wellenartige Schaukeln. Diese Kinder können zum Beispiel während der Autofahrt kein Buch lesen. Beim Herunterbeugen des Kopfes im fahrenden Auto wird ihnen schwindlig und übel. Der Gedanke an Essen kann ebenfalls Übelkeit auslösen.
Dieses Mittel sollte man wie Petroleum aufgelöst mitnehmen und bei Bedarf mehrmals geben.

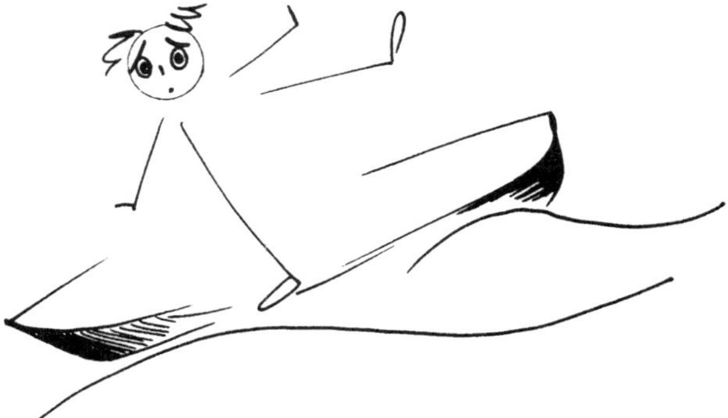

Veratrum album (Weiße Nieswurz)
Veratrum album eignet sich besonders für Mädchen in der Pubertät, die dann sehr leicht zu Kreislaufschwächen neigen. Dadurch kommt es oft zur Übelkeit oder zum Erbrechen.
Magen-Darminfekte, verbunden mit großer Kreislaufschwäche, starkem Flüssigkeitsverlust und mit krampfartigem Würgen, sprechen ebenfalls gut auf dieses Mittel an.
Im Vordergrund steht hier immer die große Kreislaufschwäche.

Verstopfung (Obstipation) bei Kindern

Verstopfungen bei Kindern sind meistens harmlos. Erst wenn ein Kind weniger als zwei- oder dreimal pro Woche Stuhlgang hat, spricht man von Verstopfung oder Obstipation. Meist ist einseitige Ernährung die Ursache, Zucker, Weißbrot, Brötchen, Kuchen, Schokolade und so weiter begünstigen eine Verstopfung. Eine ballaststoffreiche Kost mit viel Obst und Gemüse sowie eine ausreichende Menge an Flüssigkeit helfen, den Darm anzuregen.

Wichtig! Geben Sie Ihrem Kind keine Abführmittel, auch die oft so harmlos dargestellten Tees enthalten stark abführende Stoffe, die schnell zur Gewöhnung führen.

Wenden Sie die Bauchmassage an (Seite 15; Säugling) – sie kann gute Dienste leisten. Im Akutfall können Sie eventuell einen Einlauf vornehmen. In jeder Apotheke bekommen Sie spezielle Klistiere für Kinder (zum Beispiel Babylax).
Die Homöopathie bietet auch hier einige bewährte Mittel an.

Die wichtigsten homöopathischen Mittel

(Dosierung siehe Seite 13)

Aluminia (Tonerde)
Kinder, die dieses Mittel benötigen, leiden unter Verstopfung, bei der kein Stuhldrang besteht. Das Kind drückt und preßt unter starken Bauchschmerzen, aber der Stuhl kann nur sehr schwer entleert werden. Häufig ist er knollig sehr hart und kleinkugelig. Die Kinder leiden unter Bauchschmerzen und Aufstoßen. Besonders nach dem Essen verschlimmern sich die Beschwerden.

Nux vomica (Brechnuß)
Kinder, die Nux vomica benötigen, sind oft gereizt und nervös. Sie haben einen starken Stuhldrang, der Darm ist aber völlig verkrampft, deshalb stellt sich selten Erfolg ein. Dadurch reagieren die Kinder gereizt und rennen immer wieder zur Toilette. Oft leiden sie allgemein unter nervösen Magen-Darmbeschwerden.

Opium (Opium)
Kinder, die Opium benötigen, leiden unter Verstopfung, die oft psychische Ursachen hat, zum Beispiel Schreck oder Angst.
Der Darm ist völlig erschlafft, es besteht wie bei Aluminia kein Stuhldrang.

Collinsonia (Grießwurz)
Hier wechseln sich Verstopfung und Durchfälle ab. Das Kind leidet oft unter Blähungen. die dann zu Verstopfung führen. Sie haben Bauchschmerzen, oft ist ihnen zusätzlich übel. Hier ist es wichtig, die Kinder zu langsamem Essen anzuleiten, gut kauen, nicht zu viel beim Essen sprechen!

Wissenswertes auf einen Blick

Durchfall

Arsenicum album (Weißes Arsenik)
Leitmotive: Durchfall und Erbrechen, ängstlich, unruhig, Durchfall bei Prüfungsangst, Durst auf kalte Getränke.

Carbo vegetabilis (Holzkohle)
Leitmotive: Durchfall mit Blähungen, Bauchschmerzen, kälteempfindlich.

Aethusa (Hundspetersilie)
Leitmotive: Sommerdurchfallmittel, oft in Verbindung mit Erbrechen.

Podophyllum (Maiapfel)
Leitmotive: schwallartige, wäßrige Durchfälle, keine Bauchschmerzen, oft im Wechsel mit Verstopfung.

Rheum (Rhabarber)
Leitmotive: Standarddurchfallmittel, saurer Durchfall, saurer Schweiß, kälteempfindlich.

Okoubaka (Okoubakabaum)
Leitmotive: Durchfall durch verdorbene Nahrung oder unreines Trinkwasser, empfehlenswert bei Reisen in Länder mit schlechten Hygieneverhältnissen.

Erbrechen, Übelkeit, Reisekrankheit

Pulsatilla (Wiesenküchenschelle)
Leitmotive: Erbrechen nach übermäßigem Genuß von Eis oder Süßigkeiten, frische Luft lindert.

Ipecacuanhae (Brechwurz)
Leitmotive: Übelkeit mit ständigem Brechreiz, galliges Erbrechen, Speichelfluß, schlapp, erschöpft.

Aethusa (Hundspetersilie)
Leitmotive: Erbrechen und Durchfall im Sommer, gutes Mittel für Kleinkinder, Appetit sofort wieder vorhanden.

Petroleum (Petroleum)
Leitmotive: bewährtes Mittel bei Reiseübelkeit, Geruch von Benzin führt bereits zur Übelkeit.

Cocculus (Kockelskörner)
Leitmotive: Mittel bei Reisekrankheit, Übelkeit ausgelöst durch Schwindel, Schaukeln und so weiter)

Veratrum album (Weiße Nieswurz)
Leitmotive: Übelkeit mit starker Kreislaufbelastung, kälteempfindlich, krampfartiges Würgen.

Verstopfung

Aluminia (Tonerde)
Leitmotive: atonische Verstopfung, knolliger, kugeliger Stuhlgang.

Nux vomica (Brechnuß)
Leitmotive: gereiztes, nervöses Kind, vergeblicher Stuhldrang.

Opium (Opium)
Leitmotive: Verstopfung durch psychische Störung, Angst, Schreck.

Collinsonia (Grießwurz)
Leitmotive: Wechsel von Durchfall und Verstopfung, Blähungen.

Testen Sie Ihre erworbenen Kenntnisse!

(Lösungen Seite 126)

1. Katrin und Thomas haben im Urlaub in Italien riesigen Durst. Schnell sind sie ins Hotelzimmer gelaufen und haben aus der Wasserleitung einen großen Schluck getrunken. Jetzt klagen beide über Durchfall und Bauchschmerzen. Den Rat, kein Wasser aus der Leitung zu trinken, haben sie leider vergessen.
   Welches Mittel benötigen Katrin und Thomas?

2. Marion kommt vom Kindergeburtstag und jammert, weil ihr sehr übel ist. Das ist auch eigentlich kein Wunder, denn beim Negerkuß-Wettessen hat sie fünf Negerküsse gegessen. Anschließend gab es Limonade oder Cola zu trinken. Sie sind sehr ärgerlich, weil Marion genau weiß, daß sie dieses Durcheinander nicht vertragen kann.
   Für welches homöopathische Mittel entscheiden Sie sich?

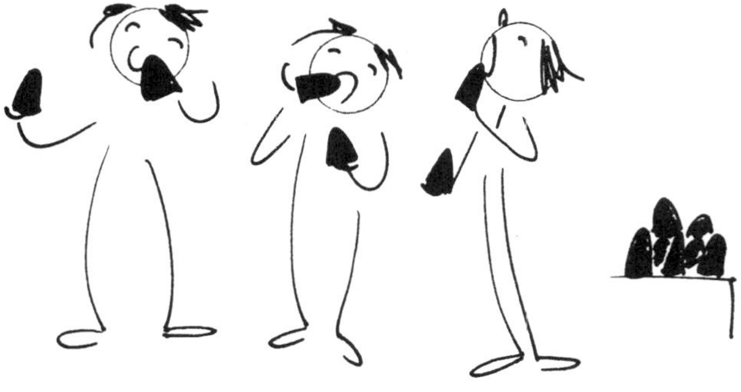

3. Nächste Woche startet Familie Weinberger in die Ferien. Leider wird Jessica bereits beim Tanken an der Tankstelle übel. Die ganze Fahrt wird zum Streß für die Familie. Eine Nachbarin gibt Frau Weinberger einen guten Tip.

Tatsächlich übersteht Jessica mit dem empfohlenen homöopathischen Mittel die Reise ohne Erbrechen.
Welches Mittel ist gemeint?

4. Morgen schreibt Dirk eine Mathearbeit. Er ist, wie immer, sehr aufgeregt. Abends kann er nicht einschlafen und rennt dauernd zur Toilette, weil er Durchfall hat.
Für welches homöopathische Mittel sind diese Erscheinungen typisch?

5. Silke ist heute wieder einmal unausstehlich. Seit Tagen quält sie eine hartnäckige Verstopfung. Silke geht ständig zur Toilette, jedoch mit wenig Erfolg. Das steigert ihre schlechte Laune noch.
Welches Mittel bekommt Silke?

6. Die 13jährige Ulrike leidet seit einiger Zeit unter niedrigem Blutdruck. Oft ist ihr deshalb schwindlig und übel. Heute ist es besonders schlimm. Ulrike muß erbrechen, fühlt sich schlapp und fröstelt.
Welches Mittel geben Sie dem Mädchen?

7. Florian hat sich eine richtige Magen-Darmgrippe geholt. Er leidet unter hartnäckigem Brechreiz, fühlt sich sehr schlapp und erschöpft. Abends stellt sich dann auch noch Durchfall ein.
Welches Mittel geben Sie Florian?

Klassische Kinderkrankheiten

Es gibt eine Gruppe von Erkrankungen, die hauptsächlich in dicht besiedelten Gebieten auftritt. Die Krankheiten befallen meistens eine ganz bestimmte Personengruppe, sind sehr ansteckend und weit verbreitet.
Ich spreche von den sogenannten Kinderkrankheiten – Erkrankungen, die entweder durch Viren oder Bakterien hervorgerufen werden und sich sehr schnell ausbreiten. Meistens hinterlassen sie eine lebenslange Immunität, das heißt, einmal richtig durchgemacht, ist das Kind ein Leben lang davor geschützt. Man nennt diese Widerstandskraft dann auch natürliche Immunität, im Gegensatz zur künstlichen, durch Impfung erworbenen.

Impfen – ja oder nein?

Ich bin kein grundsätzlicher Gegner von Impfungen. Gegen Erkrankungen, wie Poliomyelitis (Kinderlähmung), Diphtherie oder Tetanus, würde ich meine Kinder auch heute impfen lassen. Nicht aber gegen Masern, Keuchhusten und Mumps. Röteln ist ein Fall für sich.
Es stellt sich die Frage, ob es sinnvoll ist, Mädchen ab circa 14 Jahren vorsorglich impfen zu lassen, wenn durch Tests sichergestellt ist, daß die Röteln bereits durchgemacht wurden. Denn wenn bereits Antikörper im Blut vorhanden sind, ist eine Impfung nicht mehr erforderlich.
Aber gegen jede mögliche Erkrankung impfen zu lassen, nimmt dem Körper des Kindes die Gelegenheit, das Abwehrsystem zu stärken. Trotz der vielen Impfungen treten Fälle von Meningitis oder andere schwere Erkrankungen auf, unabhängig von Kinderkrankheiten, wo sie als Komplikation gefürchtet werden. Es stellt sich, wie ich meine mit Recht, die Frage, ob hier nicht eventuell ein Zusammenhang mit den, durch Impfungen verschwundenen, teilweise harmlosen Kinderkrankheiten besteht.

Impfen – ja oder nein? Letztendlich müssen Sie diese Frage für allein und in Abstimmung mit Ihrem Kinderarzt beantworten. Eine klassisch durchgemachte Kinderkrankheit stärkt neben der Abwehr auch oft die allgemeine Entwicklung des Kindes.
Wird eine Kinderkrankheit erst im Erwachsenenalter durchgemacht, verläuft sie meistens schwerer. Der Patient übersteht die Krankheit erst nach längerer Zeit, das Kind hat meistens nach zehn Tagen alles überstanden.
Nun zu den Kinderkrankheiten, die ich in diesem Kapitel besprechen will:

- Windpocken,
- Masern,
- Röteln,
- Mumps,
- Keuchhusten,
- Scharlach.

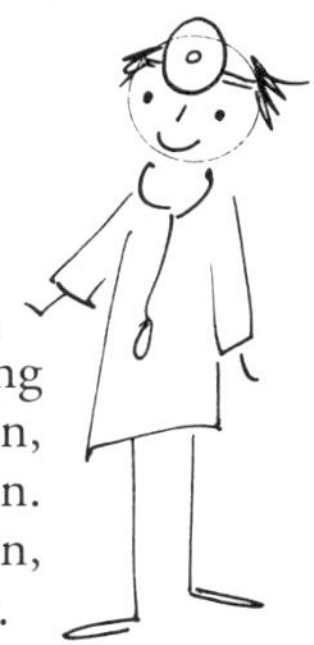

Es ist in jedem Fall wichtig, vom Arzt klären zu lassen, ob es sich tatsächlich um die vermutete Erkrankung handelt. Scharlach sollten Sie nur begleitend behandeln, es bleibt dem Arzt überlassen, Antibiotika einzusetzen. Keuchhustenkinder sollen ebenfalls überwacht werden, Antibiotika bringen hier jedoch wenig oder gar nichts.

Windpocken

Bei den Windpocken handelt es sich um eine Viruserkrankung, die mit den klassischen Bläschen einhergeht. Windpocken gehören zu den ansteckendsten Kinderkrankheiten. Die Übertragung erfolgt nur von Kind zu Kind, nicht durch Gegenstände oder Dritte.
Die Inkubationszeit (die Zeit vom Eindringen des Erregers in den Körper bis zum Ausbrechen der ersten Krankheitszeichen) beträgt durchschnittlich 14–20 Tage. Die Ansteckungsgefahr besteht kurz vor Ausbruch und dauert bis zum Ende und Abfallen des Ausschlags.
Windpocken sind sehr lästig, da die Bläschen an allen Körperstellen und Körperöffnungen auftreten können und starken Juckreiz verursachen. Es besteht meistens nur geringes Fieber. Oft fühlt sich der kleine Patient im allgemeinen wohl, nur das Jucken wird zum Problem.

Die Bläschen treten meistens in Schüben auf, die ersten trocknen bereits aus, der zweite Schub ist voll entwickelt, die dritte Phase ist am Entstehen. Man spricht hier vom sogenannten bunten Hautbild, weil alle Entwicklungsstadien zugleich vorhanden sein können.
Wenn es gelingt, das Kind am Kratzen zu hindern, entstehen normalerweise keine Narben. Wenn natürlich stark gekratzt wird, können sich die Bläschen infizieren und Narben bilden.
Eine homöopathische Behandlung der Windpocken hat das Ziel, die Krankheit erträglicher zu machen, nicht sie zu unterdrücken. Es kann sein, daß Sie zur Behandlung der Windpocken, wie bei den Erkältungskrankheiten schon dargestellt, mehrere Mittel – je nach Entwicklungsstand der Krankheit – einsetzen müssen.
Wenn Geschwister zugleich an Windpocken erkranken, kann es ebenfalls sein, daß die Kinder unterschiedliche Mittel benötigen, je nach Schwere, Stadium und Empfinden des Kindes.

Die wichtigsten homöopathischen Mittel

(Dosierung siehe Seite 13)

Aconitum (Blauer Eisenhut)
Aconit ist dann angebracht, wenn die Krankheit bei dem Kind sehr schnell ausbricht, also hier wieder: stürmischer Beginn. Das Fieber ist (für Windpocken) verhältnismäßig hoch, der Körper heiß. Das Kind hat großen Durst, der Körper ist sehr heiß.

Belladonna (Tollkirsche)
Eine alte Bekannte, Belladonna, wird ebenfalls am Anfang eingesetzt, auch hier beginnt die Krankheit rasch und mit Fieber; der Kopf ist knallrot und feucht: Das sind typische Belladonnaerscheinungen. Das Kind ist leicht benommen und unruhig. Es klagt auch über Kopfschmerzen und kann schlecht schlafen.

Ferrum phosphoricum (Eisenphosphat)
Ferrum phosphoricum ist dann angezeigt, wenn die Windpocken ebenfalls im Anfangsstadium sind, das Fieber jedoch nur mäßig oder gar nicht vorhanden ist. Oft besteht gleichzeitig eine leichte Bronchitis, häufig deshalb, weil das Kind leicht darunter leidet oder infektanfällig ist.

Rhus toxicodendron (Giftsumach)
Wenn die Krankheit so richtig aufblüht, das Kind sehr unruhig ist, der Ausschlag sich stark und brennend zeigt, kann diese Arznei helfen. Das Kind ist unruhig, besonders nachts will es am liebsten aufstehen, weil auch der Nacken oder der Rücken schmerzt. In vielen Fällen ist die Zunge belegt, die Zungenspitze auffallend rot. Besonders quält das Kind jedoch der Juckreiz. Er wird durch Rhus toxicodendron gemildert.
Die Arznei ist kein Anfangsmittel, sondern erst angezeigt, wenn alle Krankheitsbilder ausgeprägt sind.

Antimonium crudum (Schwarzer Spießglanz)
Dieses Mittel gilt als eines der Standardmittel bei Windpocken, besonders wenn sie mit Fieber verlaufen. Oft tritt Husten hinzu, der sehr hartnäckig sein kann und auch nach der Krankheit noch da ist. Das Kind ist reizbar, die Zunge ist weiß belegt.

Sulfur (Schwefel)
Der Juckreiz ist so unerträglich, kein Mittel konnte helfen. Die Haut des Kindes brennt, es ist immer wieder versucht, zu kratzen. Wenn Sie es gut meinen und den heißen Körper abwaschen, werden Sie alles nur noch schlimmer machen. Das Waschen verschlimmert den Juckreiz nur noch.

Allgemeiner Tip: Um den Juckreiz zu lindern, kann man zusätzlich Puder aufbringen oder Zinkschüttelmixturen auftupfen. Wenn das Kind Wasseranwendung als angenehm empfindet, sind auch lauwarme Bäder geeignet.

Masern

Auch Masern gehören zu den Viruserkrankungen und sind sehr ansteckend und verbreitet. Wieder erfolgt die Ansteckung von Mensch zu Mensch, nicht durch Gegenstände.
Die Inkubationszeit beträgt etwa 1–2 Wochen. Meistens kommt es nach etwa zwölf Tagen zum Ausbruch des Ausschlags.
Schon vor Ausbruch des Ausschlags fühlt sich das Kind nicht wohl, es kommt zu allgemeinen Erkältungserscheinungen, wie

Schnupfen, Husten, Bindehautentzündung, Fieber. Man kann regelrecht sagen: Das Kind ist verheult, verrotzt, verquollen. Nach zwei bis drei Tagen treten dann an der Wangenschleimhaut die sogenannten Koplikschen Flecken auf, weiße, kleine Flecken, welche die Diagnose Masern eindeutig beweisen. Diese Flecken bestehen wenige Tage. Danach geht es dem Kind kurzfristig besser.
Mit Beginn des Ausschlags tritt dann erneut hohes Fieber auf. Der Ausschlag beginnt fast immer hinter den Ohren und breitet sich von dort über den Körper aus. Die kleinen Stippchen neigen dazu, später zusammenzufließen.
Ein Masernkind fühlt sich meistens schwer krank, apathisch, weinerlich und sehr lichtscheu. Da der Kehlkopf oft mit angegriffen ist, kommt es zum bellenden, quälenden Masernhusten.

Die wichtigsten homöopathischen Mittel

(Dosierung siehe Seite 13)

Aconitum (Blauer Eisenhut)
Anfangsmittel, alles ähnlich wie bei Windpocken, trockenes Fieber, heißer Körper, viel Durst.

Belladonna (Tollkirsche)
Anfangsmittel, alles ähnlich wie bei Windpocken, besonders hohes Fieber, heißer Kopf, Schweiß, benommenes Kind, trockener Hals, krampfartiger Husten, Kopfschmerzen.

Gelsemium (Wilder Jasmin)
Wenn sich das Kind schon längere Zeit nicht wohl fühlt und sich das Fieber und die Erkältungserscheinugen nur langsam einstellen, das Kind aber schlapp und lustlos ist, sollten Sie Gelsemium verwenden (siehe auch Fieber, Seite 41).
Dem Kind geht in vielen Fällen ein Frieren durch den Körper, wenn das Fieber dann auftritt, reagiert es oft mit Schüttelfrost. Meistens leidet es unter Kopfschmerzen, hat harten Husten und wenig Durst.

Pulsatilla (Wiesenküchenschelle)
Pulsatilla gilt als das klassische Masernmittel. Das Kind zeigt die für Pulsatilla klassischen weinerlichen Erscheinungen, die Augen

sind oft verkrustet, die Nase ist dickgelb verschleimt. Die Masernflecken sind dunkelrot, der Husten ist hart und trocken.
Besonders nachts ist er besonders hartnäckig, morgens löst er sich dann. Das Kind hat trockene aufgesprungene Lippen, es leckt dauernd daran. Trotzdem hat es nur wenig Durst.

Sulfur (Schwefel)
Wenn der Ausschlag sich nur sehr zögernd einstellt, sollte das Kind Sulfur bekommen. Meistens entwickelt er sich dann schneller, die Krankheit wird dann in ihrem Verlauf beschleunigt.

Antimonium tartaricus (Brechweinstein)
Wenn die Masern dem Kind sehr auf die Bronchien schlagen, Rasselgeräusche zu hören sind, der Auswurf aber nur wenig besteht, ist diese Arznei angezeigt. Das Kind fühlt sich besser, wenn es sich beim Husten aufsetzt, Wärme bessert. Vergleiche auch bei Hustenmitteln.

Kalium bichromicum (Kaliumdichromat)
Wenn sich die Masern die Nebenhöhlen aussuchen, dickes, gelbes Sekret die Nase verstopft, der Kopfschmerz pochend auftritt, ist Kalium bichromicum angezeigt (siehe auch Nebenhöhlenentzündungen, Seite 56).

Euphrasia (Augentrost)
Macht dem Kind das gereizte Auge oder die Bindehautentzündung am meisten zu schaffen, laufen die Tränen über das Gesicht, dann ist Euphrasia das richtige Mittel, um Hilfe zu schaffen. Das Kind sieht auffallend verheult aus. Oft besteht Kopfschmerz.

Röteln

Auch Röteln sind eine Viruserkrankung. Sie zählt zu den leichtesten Kinderkrankheiten, oft verläuft sie so schwach ausgeprägt, daß man sie gar nicht richtig bemerkt. Die Inkubationszeit beträgt etwa 2–3 Wochen, auch hier erfolgt die Ansteckung nur direkt von Mensch zu Mensch.
Hier besteht nur selten Fieber, charakteristisch sind die geschwollenen Lymphknoten hinter den Ohren. Auch der Ausschlag breitet sich von den Ohren aus über den Körper aus. Es

sind kleine rote Fleckchen, die im Unterschied zu Masern nicht zusammenlaufen. Meistens klingt der Ausschlag im Gesicht schon wieder ab, wenn er die Beine erreicht hat.
Komplikationen treten bei Röteln im Kindesalter sehr selten auf. Die Behandlung ist nur dann nötig, wenn sich das Kind unwohl fühlt.

Die wichtigsten homöopathischen Mittel

(Dosierung siehe Seite 13)

Aconitum (Blauer Eisenhut)
Aconit ist wieder dann angezeigt, wenn alles plötzlich und mit Fieber beginnt (siehe Windpocken, Seite 90, Masern, Seite 92).

Ferrum phosphoricum (Eisenphosphat)
Hier tritt nur mäßiges Fieber auf, das Kind fühlt sich verhältnismäßig wohl, neigt eventuell zu leichtem Husten.

Belladonna (Tollkirsche)
Dieses Mittel ist ebenfalls angezeigt, wenn das Kind sehr schnell und heftig reagiert (siehe Windpocken, Seite 90, Masern im Anfangsstadium, Seite 92, sowie Fieber, Seite 39).

Mumps oder Ziegenpeter

Dabei handelt es sich um eine Viruserkrankung, die ohne Hautausschlag auftritt. Auch diese Krankheit ist stark ansteckend, das Virus wird durch den Speichel, also durch sogenannte Tröpfcheninfektion übertragen. Die durchschnittliche Inkubationszeit beträgt 2–3 Wochen.
Das Typische an dieser Krankheit ist die meist einseitig auftretende oder auf die Gegenseite übergreifende Schwellung der Ohrspeicheldrüse. Die Kinder klagen über Schmerzen beim Kauen, Ohrenschmerzen oder Schmerzen beim Bewegen des Kopfes. Das Gesicht schwillt dann meistens teigig und einseitig an. Das Ohrläppchen steht ab. Fieber muß nicht auftreten, wenn ja, ist es selten höher als etwa 38 Grad.

Wichtig! Die Ohren des Kindes und die Wangen des Kindes müssen warmgehalten werden. Ein mumpskrankes Kind ohne hohes Fieber muß aber nicht unbedingt das Bett hüten.

Komplikationen bei Mumps sind selten, allerdings hat der Erreger eine Affinität zu anderen Drüsen des Körpers, etwa zur Bauchspeicheldrüse, zu den Hoden oder auch Eierstöcken. Diese Komplikationen treten meist beim Befall von Erwachsenen auf.

Die wichtigsten homöopathischen Mittel

(Dosierung siehe Seite 13)

Belladonna (Tollkirsche)
Dieses Mittel ist bei fieberhaftem Verlauf mit rotem Kopf angezeigt. Die Schmerzen an der Ohrspeicheldrüse sind nur rechts vorhanden, das Kind ist teilweise apathisch.

Jaborandi (Jaborandistrauch)
Jaborandi wirkt besonders stark auf die Schweiß- und Speicheldrüsen. Das Kind schwitzt auffallend stark, der Speichelfluß ist besonders ausgeprägt und läuft aus dem Mund.

Phytolacca (Kermesbeere)
Die Ohrspeicheldrüsen sind hier sehr stark geschwollen und oft steinhart. Dieses Mittel hat ja, wie bei Halsentzündungen besprochen (Seite 47), eine starke Beziehung zu Lymphdrüsen, Rachen- und Gaumenmandeln. Wärme tut dem Kind gut.

Rhus toxicodendron (Giftsumach)
Wenn die geschwollene Ohrspeicheldrüse links besonders schmerzhaft ist und besonders am Abend und in der Nacht der Schmerz unerträglich wird, sogar bis in die Ohren ausstrahlt, ist Rhus toxicodendron angezeigt. Das Kind ist sehr unruhig, kann nicht still liegen, wälzt sich hin und her, es kommt einfach nicht zur Ruhe.
Das Kind kann den Mund außerdem nur schwer öffnen, die Zunge ist belegt, nur die Zungenspitze ist frei und gerötet.

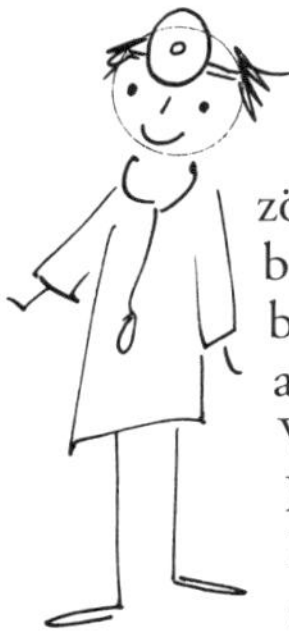

Barium carbonicum (Bariumcarbonat)

Wenn die Krankheit abgeklungen ist, die Schwellung einer Ohrspeicheldrüse aber sehr hartnäckig ist und nur zögernd zurückgeht, sollten Sie Ihrem Kind Barium carbonicum geben. Die Arznei soll so lange gegeben werden, bis eine Abschwellung auftritt. Oft besteht hier auch eine auffallende Mundtrockenheit.

Wenn bei dem Kind andere Drüsen, beispielsweise die Hoden, anschwellen, sollte ein Arzt aufgesucht werden. Man kann hier zwar auch homöopathisch weiterhelfen, aber dann nur durch einen Therapeuten!

Keuchhusten (früher: Stickhusten)

Keuchhusten ist keine Virusinfektion, sondern wird durch Bakterien ausgelöst. Die Übertragung erfolgt durch das Einatmen bakterienhaltiger Hustentröpfchen, also wieder durch Tröpfcheninfektion. Eine Übertragung durch Gegenstände kommt nicht vor. Keuchhusten ist ebenfalls stark ansteckend, denn Kinder husten sich oft an. In den ersten 2–3 Wochen ist eine Keuchhustenerkrankung in vielen Fällen von einem Erkältungshusten nur schwer zu unterscheiden, deshalb ist die Ansteckung besonders gut möglich. Die Ansteckungsgefahr beginnt mit dem ersten Husten und dauert bis zum Ende der Anfälle. Eine Keuchhustenerkrankung ist sehr langwierig. Insgesamt kann man mit 6–10 Wochen rechnen, für die Eltern eine harte Zeit.

Im ersten Stadium besteht der bereits erwähnte Erkältungshusten ohne große Störung des Allgemeinbefindens. Erst allmählich verändert sich der Husten, es treten Hustenanfälle auf, die sich besonders in der Nacht häufen. Nach mehreren harten Hustenstößen kommt dann eine mühsame Einatmung, wobei die charakteristischen ziehenden Geräusche auftreten. Das Gesicht des Kindes ist stark gerötet, teilweise läuft das Kind blau an. Nach dem Anfall wird oft erbrochen oder glasiger Schleim ausgestoßen. Spätestens jetzt kommt vielen Eltern der Verdacht auf Keuchhusten, zumal fast alle Hustenstiller wirkungslos bleiben,

denn das Bakterium führt über eine Fernwirkung zur Reizung des Hustenzentrums. Dagegen sind die hustenstillenden Medikamente wirkungslos.
Wenn der Keuchhusten dann endlich abklingt, bleibt meist eine langwierige Hustenbereitschaft bestehen.

Was tun bei Keuchhusten?

Obwohl man Keuchhusten gut mit homöopathischen Mitteln behandeln kann, sollte hier immer ein Arzt aufgesucht werden, der Blutuntersuchungen durchführt und das Kind beobachtet. Zuwendung und Mithilfe der Eltern ist die wichtigste Therapie, besonders in der Nacht. Tagsüber ist viel frische Luft wichtig, egal wie das Wetter ist. Das Zimmer sollte nicht überheizt sein, die Luftfeuchtigkeit nicht zu niedrig. Kleine Mahlzeiten anbieten, nicht zu viel auf einmal essen, wird sonst nur erbrochen.
Das Kind bei starken Hustenanfällen in der Nacht hochnehmen: Erstickungsgefahr! Nicht allein lassen!

Die wichtigsten homöopathischen Mittel

(Dosierung siehe Seite 13)

Das erste Stadium (Stadium catarrhale)
Hier sind die typischen Keuchhustenanfälle noch nicht vorhanden, es handelt sich mehr um einen Erkältungshusten.

- Ferrum phosphoricum (Eisenphosphat)
  Hier besteht ein Schleimhautkatarrh mit Fließschnupfen, Fieber und trockenem Husten. Das Allgemeinbefinden ist relativ gut, siehe auch Fieber (Seite 40).
- Belladonna (Tollkirsche)
  Ebenfalls ein Anfangsmittel für das erste Stadium. Hier sind die typischen Belladonna-Zeichen wieder vorhanden. Das Kind hat hohes Fieber, bellenden Husten, der sehr schmerzhaft ist. Der Kopf ist hochrot, Schweiß auf der Stirn, weite Pupillen, starke Erregung, weint beim Husten vor Schmerzen.

Das Hauptstadium des Keuchhustens

Hier kommt es zu den typischen Hustenanfällen, die mit einigen gut bewährten homöopathischen Mitteln gelindert werden können.

- Drosera (Sonnentau)
  Drosera ist das klassische Mittel bei Keuchhusten. Es hat sich bei den trockenen, krampfartigen Hustenanfällen bewährt, besonders dann, wenn sie mehrmals hintereinander auftreten. Das Kind bekommt dabei kaum Luft, der Husten ist sehr schmerzhaft. Oft kommt es zum Erbrechen von Speiseresten oder zähem, glasigem Schleim. Nach Mitternacht ist es besonders schlimm. Tagsüber hustet das Kind ebenfalls, aber in größeren Abständen als in der Nacht.
- Coccus cacti (Cochenille Laus)
  Hier treten die klassischen Hustenanfälle mit dem dicken fadenziehenden glasigen Sekret auf. Die Anfälle enden fast immer mit Erbrechen dieses Schleimes. Besonders nach dem Schlafen oder auch nach körperlicher Anstrengung treten diese Anfälle auf.
- Cuprum (Kupfer)
  Dieses Mittel wirkt auf die verkrampften Muskeln der Bronchien. Das Kind ist nach diesen krampfartigen Hustenanfällen total erschöpft, das Gesicht verfärbt sich blau durch Anstrengung und Sauerstoffmangel. Die Anfälle dauern sehr lange an. Auffallend ist, daß nach dem Trinken kalter Getränke oft eine Besserung eintritt. Diese Anfälle treten tagsüber kaum auf, sondern nur nachts. Oft krampft sich der ganze Körper des Kindes zusammen, Hände und Füße sind dabei eiskalt.
- Sanguinaria (Kanadische Blutwurzel)
  Wenn der Keuchhusten am Abklingen ist, die nächtlichen Anfälle deutlich weniger werden, das Kind aber am Tage auffallend oft hustet oder eine Hustenbereitschaft bestehen bleibt, eventuell über Wochen, sollte man Sanguinaria geben. Jede Anstrengung führt beim Kind zu Hustenanfällen. Oft besteht rechtsseitiger Kopfschmerz.

  Um die Schleimhäute des Rachens etwas zu pflegen, kann das Kind entweder Tee aus Isländisch Moos trinken oder die bewährten Isla Moos-Pastillen lutschen.

Scharlach

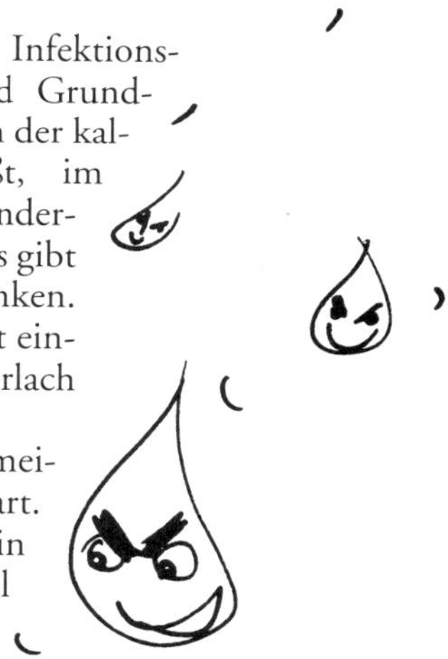

Scharlach gehört zu den häufigsten akuten Infektionskrankheiten, vor allem im Vorschul- und Grundschulalter. Diese Krankheit tritt bevorzugt in der kalten Jahreszeit auf. Scharlach hinterläßt, im Gegensatz zu allen anderen klassischen Kinderkrankheiten, keine garantierte Immunität. Es gibt Kinder, die mehrmals an Scharlach erkranken. Wahrscheinlich liegt der Grund in der sofort einsetzenden Antibiotikatherapie, so daß Scharlach nicht mehr klassisch durchlaufen wird.
Ausgelöst wird Scharlach von Bakterien, meistens von einer bestimmten Streptokokkenart. Diese Bakterien können sehr hartnäckig sein und viele Spätfolgen auslösen, zum Beispiel Nierenerkrankungen, Herz- und Gelenkserkrankungen und andere. Übertragen wird der Scharlach meistens direkt durch Tröpfcheninfektion, aber auch eine Ansteckung über Gegenstände und Kontaktpersonen ist möglich. Auch Scharlach verläuft in verschiedenen Stadien. Die Inkubationszeit ist mit 2–4 Tagen relativ kurz.

Wie äußert sich Scharlach?

Scharlach beginnt mit plötzlich einsetzendem hohen Fieber, Kopfschmerzen, eventuell Erbrechen und den charakteristischen Hals- und Mandelentzündungen. Die Zunge ist am Anfang dick belegt, die Gaumenschleimhaut und das Zäpfchen sind stark gerötet. Nach etwa zwei Tagen löst sich der Zungenbelag ab, es entsteht die typische Himbeerzunge. Gleichzeitig schwellen die Lymphknoten im Kieferwinkel an.
Der Scharlachausschlag beginnt dann an der Brust und erstreckt sich von dort über den weiteren Körper. Besonders an den Streckseiten der Arme und Beine ist er deutlich zu sehen. Es handelt sich um einen feinen samtartigen Hautausschlag. Das Gesicht ist stark gerötet, der Bereich um Nase und Mund dagegen ist blaß, man spricht vom sogenannten Milchbart.

Spätestens in diesem Stadium, meistens schon beim Auftreten der Himbeerzunge, werden Antibiotika eingesetzt. Die Krankheit geht dadurch sehr schnell zurück. Wird sie klassisch durchgemacht, schuppt sich der Ausschlag später kleieförmig, an Hand- und Fußsohlen in Fetzen ab.

- Mein Tip: Zur Pflege der sehr trocken werdenden Haut empfiehlt es sich, ein Hautpflegeöl zu benutzen, am besten mit Zusätzen von Calendula.

Die wichtigsten homöopathischen Mittel (zur Mitbehandlung oder am Anfang der Krankheit)

(Dosierung siehe Seite 13)

Belladonna (Tollkirsche)
Belladonna ist das Hauptmittel bei Scharlach, besonders im Anfangsstadium des hohen Fiebers. Klassische Belladonnasymptome treten hier fast immer auf (siehe Fieber, Seite 39).

Apis (Honigbiene)
Apis ist angezeigt, wenn das Kind über stechende Halsschmerzen klagt, die Haut fiebrig-trocken ist, und ganz wichtig bei Apis: Das Kind hat keinen Durst! Oft findet man bei der Urinuntersuchung Eiweiß im Urin und neigen die Kinder zu Komplikationen der Niere.

Wichtig! Nach jeder Scharlacherkrankung sollte nach drei Wochen eine Urinkontrolluntersuchung durchgeführt werden, um sicher zu gehen, daß durch Fernwirkung der Streptokokken keine Nierenbeteiligung entstanden ist.

Wissenswertes auf einen Blick

Windpocken

Anfangsmittel (vergleiche Fieber, Seite 38ff.)
Aconitum, Belladonna, Ferrum phosphoricum, schneller Krankheitsausbruch.

Rhus toxicodendron (Giftsumach)
Leitmotive: Folgemittel, Unruhe, belegte Zunge mit roter Spitze, Schmerzen im Rücken und Nacken.

Antimonium crudum (Schwarzer Spießglanz)
Leitmotive: Standardmittel bei Windpocken, Husten, Zunge weiß belegt.

Sulfur (Schwefel)
Leitmotive: unerträglicher Juckreiz, schlimmer nach Waschen.

Masern

Anfangsmittel wie bei Windpocken

Gelsemium (wilder Jasmin)
Leitmotive: langsamer, schleichender Beginn, Kopfschmerzen, Frieren, harter Husten, lustlos, schlapp, wenig Durst.

Pulsatilla (Wiesenküchenschelle)
Leitmotive: klassisches Masernmittel, Augen verkrustet, Nase gelb-verstopft, Ausschlag dunkelrot, trockener Husten, aufgesprungene Lippen, weinerlich, wenig Durst.

Sulfur (Schwefel)
Leitmotive: zögernd auftretender Ausschlag, zum Beschleunigen.

Antimonium tartaricus (Brechweinstein)
Leitmotive: Bronchien stark angegriffen, Rasselgeräusche, wenig Auswurf.

Kalium bichromicum (Kaliumdichromat)
Leitmotive: Nebenhöhlen stark betroffen, gelbes Sekret, pochender Kopfschmerz.

Euphrasia (Augentrost)
Leitmotive: besonders stark entzündete Augen, Bindehautentzündung, tränende Augen, verheult und verquollen.

Röteln

Allgemeine Mittel für den Anfang und den weiteren Verlauf
Aconitum, Belladonna, Ferrum phosphoricum
Leitmotive: siehe Fieber.
Röteln benötigen meistens keine weitere medikamentöse Behandlung.

Mumps oder Ziegenpeter

Belladonna (Tollkirsche)
Leitmotive: siehe Fieber, Schmerzen nur rechts.

Jaborandi (Jaborandistrauch)
Leitmotive: starkes Schwitzen, starker Speichelfluß.

Phytolacca (Kermesbeere)
Leitmotive: stark geschwollene, steinharte Ohrspeicheldrüse, Wärme bessert.

Rhus toxicodendron (Giftsumach)
Leitmotive: Schmerz links besonders ausgeprägt, zieht bis zum Ohr, nachts unerträglich, unruhig, belegte Zunge mit roter Spitze.

Barium carbonicum (Bariumcarbonat)
Leitmotive: hartnäckige Schwellung, die nach überstandener Krankheit lange bestehen bleibt.

Keuchhusten

Mittel für das erste Stadium:
Ferrum phosphoricum oder Belladonna
Leitmotive: siehe Fieber (Seite 39 u. 40).

Mittel im Hauptstadium

- Drosera (Sonnentau)
  Leitmotive: klassisches Keuchhustenmittel, trockener, krampfartiger, anfallsweise auftretender Husten, Erbrechen, schmerzhaft, besonders nachts stark ausgeprägt.

- Coccus cacti (Cochenille Laus)
  Leitmotive: klassische Hustenanfälle mit glasigem Sekret, nachts und nach körperlicher Anstrengung besonders ausgeprägt.
- Cuprum (Kupfer)
  Leitmotive: allgemeines Krampfmittel, Bronchien stark verkrampft, kalte Hände und Füße, Anfälle nur nachts, kalte Getränke bessern.
- Sanguinaria (Kanadische Blutwurzel)
  Leitmotive: Hustenbereitschaft nach überstandenem Keuchhusten, besonders nach körperlicher Anstrengung.

Scharlach

Belladonna (Tollkirsche)
Leitmotive: siehe Fieber (Seite 39), klassisches Mittel bei Scharlach, besonders im Anfangsstadium.

Apis (Honigbiene)
Leitmotive: siehe Fieber, stechender Halsschmerz.

Testen Sie Ihre erworbenen Kenntnisse!

(Lösungen Seite 126)

1. Christian hat die Masern. Er kann kein grelles Licht ertragen. Seine Augen sind morgens dick verklebt und stark entzündet.
   Das ganze Gesicht ist dadurch verquollen.
   Welches Mittel bekommt das Kind?

2. Im Kindergarten sind die Windpocken ausgebrochen. Andrea hat es besonders hart getroffen. Sie bekommt hohes Fieber und leidet unter trockenem Husten. Die Zunge ist weißlich belegt. Andrea fühlt sich richtig krank.
   Für welches Mittel entscheiden Sie sich?

3. Auch Anja hat sich mit Windpocken angesteckt. Sie hat aber kaum Fieber, fühlt sich relativ wohl und spielt mit ihren Puppen. Im Bett möchte Anja auf gar keinen Fall bleiben.
   Welches Mittel bekommt Anja?

4. Udo hat Mumps. Seine Ohrspeicheldrüsen sind hart geschwollen, auch die Lymphknoten sind verhärtet und schmerzen. Udo freut sich über einen warmen Halswickel.
   Welche Arznei geben Sie Udo?

5. Sabrina fühlt sich schon tagelang schlapp und lustlos. Sie bekommt Fieber und zeigt Erkältungserscheinungen. Sie friert leicht, leidet unter Kopfschmerzen und Husten. Nach einigen Tagen bekommt Sabrina Hautausschlag. Der Kinderarzt stellt daraufhin fest, daß Sabrina an Masern erkrankt ist.
   Welche Arznei paßt zu diesem Verlauf?

6. Nina hat schon seit einigen Wochen Keuchhusten. Jede Nacht stellt sich das gleiche Theater ein. Ninas Gesicht läuft blau an, sie ist nach den Hustenanfällen völlig erschöpft. Am Tage dagegen hustet Nina kaum und fühlt sich wohl.
   Welches Mittel kann helfen?

7. Auch David hatte vor zwei Monaten Keuchhusten. Er hat alles gut überstanden. Wenn er allerdings Fußball spielt oder herumtobt, beginnt er immer wieder stark zu husten.
   Welches Mittel benötigt David?

Verletzungen bei Kindern

Kinder verletzen sich beim Spielen oder beim Sport sehr häufig. Leichte Prellungen, Schürf- und Platzwunden sind an der Tagesordnung. Zum Glück regeneriert sich das Gewebe von Kindern sehr schnell, deshalb verheilen kleine Verletzungen meist auch sehr schnell. Homöopathische Mittel können hier sehr gut ergänzend im Rahmen einer Selbstbehandlung eingesetzt werden. Anders sieht das bei schweren Verletzungen aus: Kopfverletzungen, besonders wenn sie mit kurzer Bewußtlosigkeit einhergehen, und Knochenbrüche, auch der Verdacht darauf, müssen immer ärztlich (meistens durch Röntgen) abgeklärt werden. Es gilt grundsätzlich: Die Homöopathie ist nicht in der Lage, lebensrettende Maßnahmen zu ersetzen, in Notfällen führt an der klassischen Erste Hilfe und an einer sofortigen ärztlichen Behandlung kein Weg vorbei. Sie sollten immer in der Lage sein, Erste Hilfe selbst anwenden zu können. Kostenlose Kurse bietet neben anderen Rettungsinstitutionen das Deutsche Rote Kreuz an.
In vielen Fällen kann man nach der fachlichen Erstversorgung mit homöopathischen Mitteln zusätzlich zur bestehenden Therapie behandeln oder Spätfolgen vermeiden. Sie lernen im folgenden nur die alltäglichen Verletzungen kennen. Dazu gehören nicht die Verletzungen, die durch Verkehrsunfälle auftreten, auch nicht die akuten Vergiftungen oder andere Notfälle.

Was tun bei Verletzungen?

Wichtig ist immer: Bewahren Sie selbst die Ruhe! Genervte, aufgeregte Eltern können ein Kind nur schwer beruhigen! Versuchen Sie nicht, alles auf einmal zu behandeln! Kinder, die sich verletzt haben, wollen in der Regel gar nicht sofort irgend etwas einnehmen, ihnen hilft am besten intensive Zuwendung.
In vielen Fällen ist es nicht leicht zu erkennen, welche Verletzung im Vordergrund steht. Wenn ein Kind zum Beispiel einen Sturz

mit dem Fahrrad hatte, kommt es verschmutzt, zerrissen, blutig, verheult und so weiter an. Sie wissen im ersten Augenblick nicht genau, wo sich und was das Kind verletzt hat.
Jetzt nicht in Panik geraten, sondern die Verletzung zuerst behandeln, die für das Kind am unangenehmsten ist. Meistens wird es die Blutung sein, denn viele Kinder fangen erst an zu jammern, wenn sie bemerken, daß sie bluten.
Es gibt Kinder, die bei der kleinsten Verletzung oder beim Anblick von Blut in große Panik geraten. Sie lassen sich nicht beruhigen, schreien oder schlagen um sich. Nehmen Sie den Zustand des Kindes auch jetzt ernst, weisen Sie kluge Ratschläge zurück, wie: Ein Klaps auf den Po wäre hier wohl angebracht, das dürfte mein Kind nicht sein!
Das Kind steht unter Schock und braucht neben Trost und Zuwendung ein sogenanntes Schockmittel, für Sie schon ein alter Bekannter. Das Universalmittel bei Zuständen dieser Art ist Aconitum (Blauer Eisenhut). Meistens beruhigt sich das Kind nach der Arznei sehr schnell. Wenn es sich nur gestoßen hat, wird wahrscheinlich eine weitere Versorgung nicht mehr nötig sein.

Wie denkt die Homöopathie?

Im oben genannten Beispiel war das Wichtigste die Schocksituation des Kindes. Für die Homöopathie ist es außerdem nicht so wichtig, genau zu erkennen, ob zum Beispiel eine Zerrung, Verstauchung, Prellung und so weiter vorliegt. Es ist natürlich erforderlich zu erkennen, ob es sich um eine blutende oder geschlossene Wunde oder Verletzung handelt.
Das Wichtigste ist aber, wie bei allen Erkrankungen, die homöopathisch behandelt werden: Wodurch ist die Verletzung entstanden? Durch Sturz, Schlag, Fall, oder eher durch Überanstrengung oder einseitige Belastung?
Kann der Verletzte das Bein bewegen, möchte er nicht angefaßt werden? Ist der Schmerz stechend, bohrend, brennend?
Es gibt Kinder, natürlich auch Erwachsene, denen es besser geht, wenn das verletzte Bein oder der Arm leicht bewegt werden, wenn man sie streichelt und so weiter. Andere halten den verletzten Körperteil ganz still, keiner darf daran fassen. Durch diese

Verhaltensunterschiede findet man meistens das richtige Mittel. Man muß jedoch gut beobachten können.
Im Gegensatz zu den Erkältungskrankheiten, wo es ja sehr viele mögliche Mittel gibt, ist die Auswahl bei Verletzungen wesentlich geringer, ja, es gibt sogar einige klassische Verletzungsmittel, die fast überall eingesetzt werden.

Die wichtigsten homöopathischen Mittel bei Prellungen und Blutergüssen

(Dosierung siehe Seite 13)

Arnika (Bergwohlverleih)
Dieses Verletzungsmittel ist nicht nur in der Homöopathie, sondern in der Naturheilkunde allgemein bekannt. Arnika hat ein breites Anwendungsgebiet. In der allgemeinen oder Naturmedizin darf Arnika nur äußerlich angewendet werden. In der Homöopathie ist eine Anwendung äußerlich und innerlich möglich. Arnika wird im Volksmund auch als das »Erste-Hilfe-Kraut« bezeichnet. Es sollte in keiner Hausapotheke fehlen!
Arnika wird in der Homöopathie angewendet bei: Kopfverletzungen, Quetschungen, Prellungen, Zerrungen, Blutergüssen, Sturzverletzungen, also bei allen Verletzungen der Weichteile und stumpfen Traumen. Es ist hier immer in irgendeiner Weise Blut im Spiel, ohne daß es zur offenen Blutung kommt. Bei jedem Bluterguß spielt Blut jedoch eine Rolle.
Wichtigste Leitmotive: nach Schlag, Stoß, Fall, also nach gewaltsamer Verletzung ist Arnika oft das richtige Mittel.
Der Schmerz ist ebenfalls wie zerschlagen. Das Kind hat das Gefühl, als ob das Bett zu hart ist, es bewegt sich kaum, möchte nicht angefaßt werden. Bei Kindern kommt Arnika oft nach Sportveranstaltungen, Fußballspielen, Sturz vom Fahrrad, vom Schlitten und so weiter vor. Bei kleineren Stellen geben Sie einmalig 5 Globuli unter die Zunge oder aufgelöst.
Zusätzlich können Sie mit einem Arnikaumschlag behandeln.

Der Arnikaumschlag
1 Eßlöffel Arnikatinktur und 5 Eßlöffel Wasser in eine Tasse oder Glas geben, Mull oder ein Stofftaschentuch damit tränken, aus-

drücken, auf die verletzte Stelle legen, eventuell mit Baumwolltuch oder Handtuch oder Binde befestigen.
Zum Auffrischen: Verband von außen mit Tinktur befeuchten, nicht alles wieder abwickeln.

Wichtig! Arnika nie direkt auf verletzte Haut oder offene Wunden geben! Nur verdünnt anwenden, ansonsten besteht die Gefahr von Hautverbrennungen!

Zur Langzeitbehandlung oder bei schwer zugänglichen Stellen verwenden Sie Arnikasalbe, erhältlich auch von der DHU. Vor ungewohnten Anstrengungen, zur Vermeidung von Muskelkater, zum Beispiel beim Sportfest, geben Sie vorher Arnika! Ebenfalls vor dem Zahnziehen, die Blutungen fallen dann oft geringer aus. Auch bei Milchzähnen anzuwenden!

Ferrum phosphoricum (Eisenphosphat)
Oft kommt es vor, daß nach einem Sturz der verletzte Körperteil sehr schnell anschwillt oder auffallend heiß und entzündet ist. Wenn dann auch noch die Haut etwas angegriffen ist, dürfen Sie Arnika äußerlich nicht anwenden. Besser ist es in diesem Fall nicht Arnika, sondern Ferrum phosphoricum, unser bewährtes Entzündungsmittel, anzuwenden. Arnika kann dann als Folgemittel gegeben werden.

Verrenkungen, Zerrungen, Verstauchungen

Diese Verletzungen treten bei Kindern meistens nach dem Sport oder auf dem Spielplatz oder Fußballplatz auf. Es ist jetzt nicht nötig, genau zu erkennen, ob es eine Zerrung, Verstauchung oder leichte Verrenkung ist. Wichtig ist der Auslöser der Verletzung sowie das Verhalten des Kindes.

Die wichtigsten homöopathischen Mittel

(Dosierung siehe Seite 13)

Rhus toxicodendron (Giftsumach)

Zum Leitmotiv siehe Erkältungen (Seite 43). Typisch sind Unruhe und ständiger Bewegungsdrang, also: Bewegung bessert, Ruhe verschlimmert.

Ihr Kind hat sich zum Beispiel den Fuß verstaucht oder leicht verrenkt. Der Fuß ist auch etwas geschwollen, so daß Sie am Anfang schon an Arnika denken, besonders wenn ein Bluterguß zu sehen ist. Kann auch als Anfangsmittel durchaus richtig sein. Aber: Der Arnikapatient möchte den Fuß nicht bewegen, das Kind dreht ihn aber immer leicht hin und her oder kann im Bett keine gute Lage für den verletzten Fuß finden. In diesem Fall ist Rhus toxicodendron einen Versuch wert.

Der verletzte Körperteil tut zwar am Anfang der Bewegung weh, weitere leichte Bewegung lindert die Schmerzen aber sehr. Nur starke Anstrengung verstärkt alles. In der Nacht sind die Schmerzen am schlimmsten, weil sich das Kind dann unruhig hin- und herwälzt. Wärmeanwendungen bringen oft ebenfalls Hilfe, also nicht unbedingt immer den bewährten Umschlag mit essigsaurer Tonerde.

Häufig entsteht die Verletzung auch nach Überanstrengung, zum Beispiel durch falschen Ehrgeiz, unbedingt eine Urkunde zu erreichen. Da bei den Schulsportfesten auffällig oft nasses, regnerisches Wetter herrscht, kommt der Punkt Nässe mit Unterkühlung noch begünstigend dazu.

Wenn diese Punkte aufeinandertreffen, ist Rhus toxicodendron für Kinder meistens das richtige Mittel.

Bryonia (Weiße Zaunrübe)

Die gleichen Beschwerden wie bei Arnika, aber: Hier möchte das Kind in Ruhe gelassen werden, es will den verletzten Fuß auf gar keinen Fall bewegen, am liebsten wäre ihm ein Verband, der es zum Ruhighalten zwingt. Es ist außerdem sehr launisch und reizbar.

Ruta (Weinraute)

Auch Ruta hat eine Verbindung zu Verrenkungen, Zerrungen und zu Sehnen. Es wird meistens angewendet, wenn eine einseitige Belastung oder Überanstrengung stattgefunden hat.

Besonders gut eignet es sich für Schmerzen, die am Handgelenk auftreten, wie die altbekannte Sehnenscheidenentzündung oder auch beim Tennisarm. Wenn Sie ein sehr fleißiges, ehrgeiziges Kind haben, das stundenlang an seinen Hausaufgaben schreibt oder in Handarbeiten von der Strickwut besessen ist, wird Ruta in diesem Fall gute Dienste leisten, denn die auftretenden Schmerzen sind dann eindeutig auf Überanstrengung zurückzuführen.

Wichtig! Ein Kind, das Ruta benötigt, bewegt den schmerzenden Arm nicht, es klagt über lähmende, oft auch stechende Schmerzen. Auch Bänderzerrungen am Knie oder beginnende Schleimbeutel-Entzündungen sprechen gut auf Ruta an.

Ruta wird innerlich angewendet. Zusätzlich kann man Ruta extern als Umschlag auftragen oder sich aus der Tinktur und einer Salbengrundlage eine Salbe in der Apotheke anfertigen lassen.
Eine Ausnahmeanwendung:
Wenn Ihr Kind den ganzen Nachmittag vor dem Fernseher gesessen hat oder Computerspiele über alles liebt, klagt es irgendwann über brennende, schmerzende Augen. Natürlich muß hier als wirksamste Therapie die Zeit vor Fernseher oder Computer reduziert werden, schon aus anderen Gründen. Um akut den Schmerz zu behandeln, geben Sie Ihrem Kind auch hier Ruta.
Also: Schmerzen am Auge durch Überanstrengung brauchen Ruta, nicht jedoch Schmerzen nach Verletzungen!

Symphytum (Beinwell)

Symphytum, zu deutsch Beinwell, Beinheil oder ähnlich genannt, ist eine sehr alte Heilpflanze und wird nicht nur in der Homöopathie angewendet. Innerlich darf sie nur homöopathisch, äußerlich in verschiedenen Formen angewendet werden, wie etwa die relativ breit bekannte Kyttasalbe.

Der Begriff »Beinwell« bezieht sich nicht nur auf das Bein, sondern ganz allgemein auf den Knochen, früher auch als Gebeine bezeichnet. Damit sind wir beim Hauptanwendungsgebiet von Symphytum. Es hat einen starken Bezug zu Knochen, Knochenhaut und Sehnen. Natürlich kann Symphytum nicht den Gipsverband am Arm Ihres Kindes ersetzen, aber als unterstützende Maßnahme ist Symphytum bei Knochenbrüchen gut geeignet. Es fördert die sogenannte Kallusbildung, eine Art Klebeschicht, die das Zusammenwachsen der Knochen beschleunigt. Bei Kindern sind die Knochen noch sehr elastisch, die Kallusproduktion funktioniert gut. Trotzdem sollte man Symphytum geben, denn ein Gips, der ein paar Tage früher entfernt werden kann, freut jedes Kind.

Beim so bekannten »Tritt gegen das Schienbein«, oft sehr schmerzhaft, bei Kindern aber leider an der Tagesordnung, auch beim Fußball, der ein Treffer ist, kann Symphytum gut helfen. Hier ist die Knochenhaut verletzt oder gereizt und verursacht die Schmerzen. Ebenso beim Stoß am Ellenbogen, am sogenannten Musikantenknochen oder beim umgeknickten Fuß ist Symphytum angezeigt.

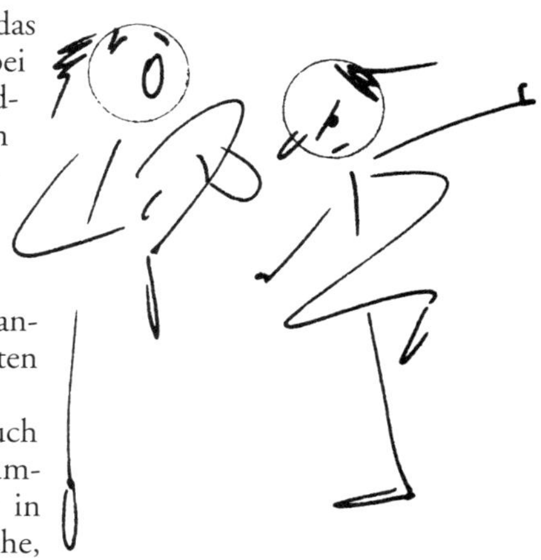

- Mein Tip: Wenn Ihr Kind oder auch Sie selbst schon vor einiger Zeit umgeknickt sind, aber alles wieder in Ordnung ist, bis auf die Tatsache, daß bei jeder kleinen Belastung der Fuß schmerzt, sollte Symphytum für etwa 3–4 Wochen gegeben werden, am besten in D 12, zweimal täglich 5 Globuli.

Wenn Blutergüsse entstehen, etwa am Schienbein oder an anderen Stellen, wo sich wenig Muskelmasse befindet, werden diese Stellen nicht klassisch blaurot, sondern gelblich, es entsteht auch der typisch stechende Schmerz an der Knochenhaut. Dann immer Symphytum anstelle von Arnika geben!

Ausnahmeanwendung:
Wenn Ihre Kinder eine Schneeballschlacht veranstaltet haben und ein Schneeball genau den Augapfel getroffen hat, entstehen Schmerzen. In diesem Fall geben Sie bitte Symphytum.
Nun trifft so ein Schneeball selten nur den Augapfel, sondern meistens auch die Umgebung, ein richtiger Volltreffer. Jetzt machen Sie folgendes: Sie geben für die Schmerzen am Augapfel wieder Symphytum, nach etwa einer halben Stunde verabreichen Sie Arnika, um den Bluterguß zu behandeln, der sich um das Auge bildet. Wenn nur die Umgebung des Auges getroffen wurde, das klassische Veilchenauge entstanden ist, geben Sie Ihrem Kind nur Arnika. Wenn der Schmerz am Augapfel jedoch nicht besser wird oder sich noch verschlechtert, sollte das Auge vom Augenarzt angesehen werden.

Hypericum (Johanniskraut)

Kinder haben leider die Angewohnheit, sich regelmäßig zu streiten, ganz besonders Geschwister sind darin häufig ganz groß.
Wenn es mal wieder passiert ist, daß Ihre Große den kleinen Bruder aus ihrem Zimmer befördert und dabei seine Finger in der Tür einklemmt, ist das Geschrei groß.
Sie wollen helfen, den Streit zu schlichten, aber vor allen Dingen den gequetschten, blau verfärbten Finger behandeln. Sie denken vielleicht sofort an Arnika, aber hier gibt es etwas Wirksameres. Denn gerade bei Fingerkuppen sind die Nervenbahnen stärker im Spiel. Aus diesem Grund ist bei allen Verletzungen solcher Art Hypericum besser geeignet als Arnika, weil es ganz speziell den Nervenschmerz lindert. Man sagt auch: Hypericum ist das Arnika der Nerven!
Nach Zahnbehandlungen, wie Zahnziehen, eignet sich Hypericum spätere Schmerzen zu bekämpfen; vor dem Abschleifen von Zähnen eingenommen hilft Hypericum die Schmerzen zu ertragen.
Wenn Ihr Kind vor oder nach jeder kleinen Spritze, beim Blutabnehmen oder bei Impfungen riesiges Theater macht oder stark sensibel reagiert, geben Sie vorher eine Gabe Hypericum.

Verletzungen am Fingernagel, bei denen keine weitere Wundbehandlung nötig oder diese bereits abgeschlossen ist, sprechen ebenfalls gut auf Hypericum an.

Behandlung von Wunden und Blutungen

Allgemein gilt: Kleine Wunden, die nicht stark verschmutzt sind, bedürfen meistens keiner Versorgung mit irgendwelchen Arzneien. Man läßt diese Wunden ausbluten, so reinigen sie sich am besten, tagsüber kann man sie dann mit einem Pflaster vor Schmutz schützen. Besonders als Tröster für Kinder eignen sich die bunten Kinderpflaster. Wenn möglich, kann eine Wunde auch an Luft und Sonne trocknen.
Großflächigere Wunden, besonders wenn sie stark verunreinigt sind, müssen speziell versorgt werden. Hier bietet die Homöopathie einige recht wirksame Alternativen zur sonst üblichen Wundbehandlung.

Die wichtigsten homöopathischen Mittel

(Dosierung siehe Seite 13)

Calendula (Ringelblume)
Calendula ist in der homöopathischen Wundbehandlung das Mittel der Wahl und sollte in keiner Hausapotheke fehlen. Es wird, wie schon bei Arnika besprochen, nicht nur in der Homöopathie, sondern auch in der gesamten Naturheilkunde angewendet, außerdem in der Kosmetik. Die Ringelblume gehört zu den ganz alten Heilpflanzen. Sie wird homöopathisch innerlich und äußerlich angewendet, in der Allgemeinmedizin meistens nur äußerlich. Das Anwendungsgebiet von Calendula ist sehr vielseitig, denn Calendula enthält Wirkstoffe, die sowohl entzündungshemmend, wundheilend, regenerierend und desinfizierend wirken. Innerlich gegeben, wirkt es stark schmerzstillend, und bei Verletzungen von Kindern ist Calendula fast immer geeignet.
Calendula eignet sich für Schürfwunden, beim Sturz mit dem Fahrrad oder Skateboard gut wie bei Rißwunden, eventuellen Bißwunden, schlecht heilenden, alten Wunden und so weiter.
Nehmen wir als Beispiel einmal eine schmerzhafte Schürfwunde am Knie. Diese Wunde tut dem Kind sehr weh, sie ist stark verschmutzt, Staub, kleine Steinchen, Sandkörnchen oder ähnliches kleben in der Wunde. Weil so eine Schürfwunde kaum blutet, reinigt sie sich auch nicht auf natürliche Weise.

Ganz wichtig: Bevor Sie irgend etwas unternehmen, müssen Sie diese Wunde von Fremdkörpern befreien, und vor allen Dingen gut reinigen und desinfizieren.

Wahrscheinlich haben Sie zur Reinigung und Desinfektion bis jetzt meistens die sogenannte »Indianerfarbe« (Mercurochrom) oder ähnliche chemische Mittel verwendet. Der Nachteil: Es sind chemische Substanzen, und Mercurochrom färbt sehr stark. Hier bietet die Homöopathie eine gute Ersatzlösung an. Statt mehrerer chemischer Substanzen benötigen Sie für diese Wunde nur ein Mittel, die gute Calendula. Calendula ist nämlich in der Lage, verunreinigte Wunden gut zu säubern, zu desinfizieren, den Schmerz zu lindern und regenerierend zu wirken, das heißt die Wundheilung zu fördern.
Wie wende ich dieses Wundermittel nun an?

■ Desinfizieren und Reinigen der Wunde:
Große, grobe Fremdkörper, wie etwa Steinchen, können eventuell zuerst vorsichtig mit einer Pinzette entfernt werden. Keine Gewalt anwenden! Sitzen diese Teilchen fest, sind sie verklebt oder verkrustet, werden sie bei der anschließenden Behandlung mitentfernt. Um unsere Wunde vorschriftsmäßig zu reinigen, benötigen wir
- Calendula Urtinktur,
- ein Stofftaschentuch oder Leinenläppchen,
- eine Tasse oder ein Glas, halb gefüllt mit Wasser.
- In das Wasser geben Sie 5 Tropfen Urtinktur.

Dann das Taschentuch oder Leinenläppchen mit dieser Lösung tränken, vorsichtig ausdrücken, die Wunde damit betupfen. Bei starker Verunreinigung: Tuch eintauchen, über der Wunde ausdrücken, daß die Flüssigkeit über die Wunde läuft, Vorgang wiederholen, bis die Wunde gereinigt und frei von Fremdkörpern ist. Wunde vorsichtig betupfen, nicht stark reiben oder fest drücken! Calendula reinigt die Wunde bei rechtzeitiger Anwendung so gut, daß Eiterungen oder andere Reaktionen wie starke Entzündungen normalerweise nicht auftreten. Die Behandlung mit der

Tinktur braucht auch normalerweise nicht wiederholt zu werden. Der Wundschmerz, der bei Schürfwunden ja meistens sehr ausgeprägt ist, wird durch diese Maßnahme schon oft stark gelindert. Bestehen die Schmerzen weiterhin, besonders dann, wenn die Wundränder stark ausgefranst sind, geben Sie Ihrem Kind innerlich 5 Calendula Globuli entweder aufgelöst in Wasser, alle 5–10 Minuten einen Schluck, oder 5 Globuli auf die Zunge.

▪ Die Nachbehandlung

Wenn Ihr Kind keine Schmerzen mehr hat, der Schreck überwunden ist, können Sie die Wunde zum Schutz mit einem Pflaster verschließen, ansonsten heilt sie an der Luft am besten.

Wenn Sie sehr gründlich oder besorgt sind, können Sie die Wunde zusätzlich noch mit Calendula-Salbe behandeln, besonders die Wundränder. Diese Salbe gibt es von der DHU unter dem Namen Calendumed, früher Calendula. Man kann sie sich auch aus Calendulatinktur und einer Salbengrundlage herstellen lassen.

Andere Firmen bieten ebenfalls Calendulasalbe an, oft sind jedoch noch andere Substanzen enthalten. Wenn als Salbengrundlage Schweineschmalz verwendet wurde, ist das für die Entfaltung der Calendulawirkstoffe zwar sehr gut, Sie sollten aber auf das Haltbarkeitsdatum achten. Diese Salbe muß außerdem im Kühlschrank aufbewahrt werden, weil sie schnell ranzig wird. Ein weiterer Nachteil: Diese Salben werden meistens in Töpfchen oder Dosen angeboten, dadurch verringert sich die Haltbarkeit ebenfalls, denn durch die große Öffnung gelangen bei jeder Anwendung, schon durch den Finger, Keime hinein. Wenn schon in dieser Form, dann kleine Mengen kaufen, Tuben sind auf jeden Fall besser!

Wenn die Schürfwunde Ihres Kindes an einer Stelle etwas blutet, können Sie zusätzlich oder als Alternative zu den Calendulaglobuli auch einmalig 5 Globuli Arnika geben. Aber: Keine Arnikatinktur oder Arnikasalbe auf verletzte Haut!

Wenn das Pflaster erneuert werden soll, stark verklebt ist und sich schwer ablösen läßt, können Sie wieder eine Calendulalösung herstellen und damit das Pflaster lösen. Das gilt auch für verklebte Verbände oder andere Wundauflagen.

Haben Sie es verpaßt, die Wunde richtig zu reinigen, oder hat das Kind die ganze Sache nicht besonders ernst genommen, nichts gesagt oder war es nicht rechtzeitig nach Hause gekommen, können Sie natürlich dann, wenn sich Eiter gebildet hat, nicht erwarten, daß mit Calendula dieser Prozeß verschwindet. Auf keinen Fall sollten Sie an der Wunde herumdrücken, um Eiter herauszuquetschen.

In diesem Fall geben Sie wieder, wie schon bei unseren Erkältungskrankheiten besprochen:

Hepar sulfuricum (Kalkschwefel)
Der Eiterungsprozeß wird dadurch beschleunigt. Wenn der Eiter herausbricht, ist auch das eine Reinigung des Körpers. Um eine neue Infektion zu verhindern, können Sie anschließend mit Calendulatinktur behandeln.
Bei Splitterverletzungen, tiefsitzenden Dornen, Steinchen und so weiter ist ebenso Hepar sulfuricum geeignet, denn es beschleunigt das Herauseitern des Fremdkörpers. Auch hier gilt: Nicht gewaltsam versuchen, einen tiefsitzenden Splitter herauszudrücken, meistens befördert man den Störenfried nur noch tiefer ins Gewebe. Auch oberflächlich sitzende Splitter, die man leicht entfernen kann, sollte man danach mit Calendula desinfizieren und eventuell eine Gabe Hepar sulfuricum geben, um Reststoffe zu entfernen, also zur Endreinigung des Gewebes.
Alle eiternden Wunden oder sonstigen starken Entzündungen sollten am Ende zur Reinigung mit Hepar sulfuricum behandelt werden.

Staphisagria (Stefanskörner)
Wenn Ihr Kind eine glatte Schnittwunde oder Platzwunde hat, ist Staphisagria ein gutes Mittel. Eine stark blutende Wunde braucht nicht desinfiziert zu werden, sie reinigt sich durch die Blutung. Hier sind die Wundränder glatt, zum Beispiel nach dem Schnitt mit einem Messer, dem Treten in eine Glasscherbe, auch bei Platzwunden am Kopf.
Staphisagria hat die Eigenschaft, Wundränder zusammenzuziehen, oft heilt ein Schnitt dadurch schnell und gut zusammen.

Wichtig! Eine tiefe Platzwunde, besonders im Kopfbereich, muß vom Fachmann untersucht und eventuell chirurgisch versorgt werden. Dazu gehören Nähen, Klammern oder auch Kleben.

Staphisagria kann keine chirurgische Behandlung ersetzen, aber zusätzlich angewendet kann es sein, daß Fäden schneller gezogen werden können oder die Wunde schneller wieder verschlossen ist. Die Wundschmerzen bei diesen glatten Wunden sind meistens stechend, oft treten sie erst später auf, aber sie sind meist nicht so schmerzhaft wie bei Schürfwunden.

Nasenbluten bei Kindern

Nasenbluten kommt bei Kindern recht häufig vor, sei es in Folge von Verletzungen, Zankereien und dergleichen oder wenn Fremdkörper, welche die Kinder sich in die Nase steckten, entfernt werden. Bei Erkältungen, verkrusteter Nase und nach starkem Naseputzen kann ebenfalls Nasenbluten auftreten. Diese Blutungen sind meistens harmlos.

Wichtig! Tritt Nasenbluten nach starken Sturz- oder Kopfverletzungen auf, muß ein Notarzt aufgesucht werden. Blutungen aus Nase, Mund oder auch Ohren können ein Hinweis auf schwere innere Verletzungen (Schädelbasisbruch) sein!

- Allgemeine erste Hilfe bei Nasenbluten:

1. Kopf leicht vornüber beugen lassen.
2. Stirn in die Hände stützen lassen.
3. Kalte Umschläge in den Nacken legen.

Gefäßregulierende Nerven im Nacken stellen durch den Kältereiz die Blutgefäße eng und vermindern dadurch die Blutung.

Die wichtigsten homöopathischen Mittel

(Dosierung siehe Seite 13)

Arnika (Bergwohlverleih)
Ganz klar: Wird das Nasenbluten durch Stoß, Schlag, also durch Gewalt ausgelöst, ist es das Mittel der Wahl.

Ferrum phosphoricum (Eisenphosphat)
Für Kinder, die nach dem Nasenbluten schnell erschöpft sind, hellrotes Blut fließen lassen und sehr empfindlich sind.

Phosphorus (Phosphor)
Kinder, die sehr leicht Nasenbluten bekommen und auch zu blauen Flecken oder ausgeprägten Blutergüssen neigen, sollten Phosphorus als Langzeitbehandlung für einige Wochen in D 12 bekommen, zweimal täglich 5 Globuli.

Sonnenbrand

Als erste Maßnahme empfiehlt sich ein einfaches Hausmittel bei Sonnenbrand: Essigumschläge. Die Umschläge mit normalem Haushaltsessig herstellen, dazu den Essig nicht verdünnen! Oft ist damit schon viel geholfen. Bei stärkerem Sonnenbrand helfen ähnliche Mittel wie bei Verbrennungen.

Die wichtigsten homöopathischen Mittel

(Dosierung siehe Seite 13)

Belladonna (Tollkirsche)
Hier ist der Sonnenbrand noch nicht sehr stark ausgeprägt. Belladonna ist außerdem auch beim Hitzestich angezeigt. Kleine Kinder und ganz besonders Säuglinge sollten grundsätzlich nicht in der prallen Sonne spielen, besonders nicht am Strand.

Cantharis (Spanische Fliege)
Cantharis ist ein gutes Folgemittel von Belladonna oder bei starkem Sonnenbrand auch sofort anzuwenden. In diesem Fall verwenden Sie die Akutdosierung, bei Besserung einen Teelöffel alle halbe Stunde.

Eine gute Salbe zur Behandlung von Sonnenbrand ist neben Calendumed eine Salbe, die aus Herzsamen (Cardiospermum) hergestellt wird. Sie ist unter dem Namen Halicar-Salbe, Firma DHU, erhältlich.

Wichtig! Bei Antibiotikaeinnahme nicht in die Sonne gehen!

Verbrennungen

Man unterscheidet Verbrennungen nach drei Schweregraden.
Verbrennungen ersten Grades: Hier ist die Haut nur stark gerötet oder verfärbt, zum Beispiel Verbrennen mit heißem Wasserdampf, kurzes Fassen auf Herdplatte, Bügeleisen, Toaster und so weiter. Wichtig! Gefahrenquellen vor Kindern sichern!
Verbrennungen zweiten Grades: stark gerötete Haut und Brandblasen.
Verbrennungen dritten Grades: tiefliegende, großflächige Verbrennungen, großer Flüssigkeitsverlust, bei Kindern oft sehr schnell. Außerdem treten Elektrolyt- und Eiweißverluste auf, die zu lebensbedrohenden Schocksituationen führen können. Bei großflächigen Verbrennungen daher immer zum Arzt!

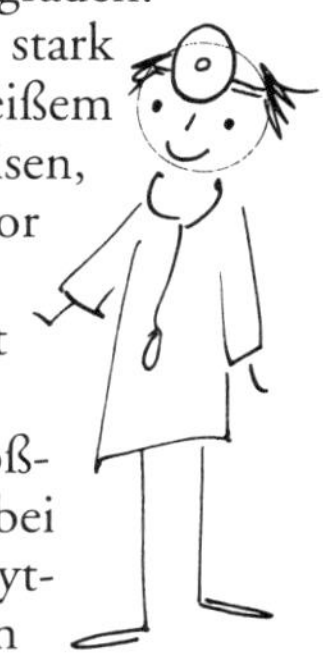

Wichtig! Die Gefährlichkeit einer Verbrennung hängt in erster Linie nicht von der Tiefe, sondern von der Größe der betroffenen Hautfläche ab. Bei einer Brandwunde ersten Grades, bei der etwa zwei Drittel der Haut betroffen sind, besteht, besonders bei Kindern, bereits Lebensgefahr.

Verbrennungen ersten und zweiten Grades sind dagegen gut homöopathisch behandelbar. Meist können durch schnelle und gezielte Hilfe starke Schmerzen, Frieren und so weiter gelindert oder sogar vermieden werden. Als erste Maßnahme bei Verbrennungen eignet sich Haushaltsessig.

Die wichtigsten homöopathischen Mittel

(Dosierung siehe Seite 13)

Aconitum (Blauer Eisenhut)
Wenn das Kind stark geschockt ist, wie am Spieß schreit, nicht zu beruhigen ist, wird Aconitum als erstes Mittel angewendet.

Cantharis (Spanische Fliege)
Hier stehen die starken Schmerzen im Vordergrund, das Brennen der Haut ist sehr intensiv, vergleiche auch Sonnenbrand.

Causticum (Ätzstoff)
Ausgangsstoff ist gebrannter Kalk mit Kaliumhydrogensulfat nach HAB. Auch Causticum hat eine stark schmerzlindernde Eigenschaft.

Insektenstiche

Ledum (Sumpfporst)
Ledum ist ein Mittel, das dann Anwendung findet, wenn nach einem Insektenstich eine Schwellung auftritt, die aber nicht besonders heiß ist. Die Haut fühlt sich oft sogar kühl an, trotzdem bringt eine kalte Auflage Linderung. Die Stichstelle schimmert oft in mehreren Farben, ähnlich wie Perlmutt. Oft entsteht ein Strich entlang der Lymphbahnen. Die geschwollene Stelle wird sehr schnell hart.

Apis (Honigbiene)
Wenn die entstehende Schwellung heiß und rot wird, brennender, stechender Schmerz auftritt, ist Apis angezeigt. Das Kind ist unruhig, berührungsempfindlich und möchte eine kühle Auflage haben. Apis eignet sich besonders nach Bienen- und Wespenstichen.
Als einfache erste Hilfe bei kleinen Insektenstichen hat sich neben den alten Hausmitteln, wie Zwiebelauflage, Essig und andere, auch die Kühlung mit Calendulatinktur bewährt.
Zur Vorbeugung von Insektenstichen, beispielsweise beim Reisen in die skandinavischen Länder oder andere Mückengebiete, hat sich bewährt:

Staphisagria (Stefanskörner)
Vorbeugend wird gegeben: Jeden Morgen eine Gabe = 5 Globuli Staphisagria D 12. Wahrscheinlich verändert Staphisagria das Blut im Geruch oder ähnlichem, so daß Mücken nicht mehr zum Stechen angeregt werden.

Zeckenbisse

Zeckenbisse werden immer mehr zur Plage und geraten immer wieder in die Schlagzeilen, besonders in Verbindung mit schwerwiegenden Krankheiten, wie zum Beispiel die Frühsommer-Meningo-Encephalitis, kurz FSME genannt, eine Gehirnhaut- oder Gehirnentzündung, ausgelöst durch Zecken. In unseren Breiten, so auch in Deutschland, sind nur wenige Zecken mit dem Erreger infiziert, in Südbayern beispielsweise oder in dichtbewaldeten Urlaubsgebieten treten die Infektionen jedoch häufiger auf.
Die Schulmedizin bietet eine Schutzimpfung gegen FSME an. Sie muß jedoch rechtzeitig durchgeführt werden, außerdem reicht eine Impfung nicht aus, es müssen insgesamt drei Impfungen vorgenommen werden, um ausreichenden Schutz zu erhalten.

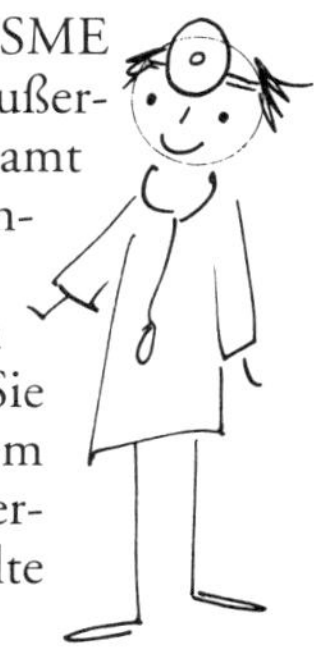

Die zweite, häufig auftretende Erkrankung nach Zeckenbissen ist die Borreliose oder Lymekrankheit. Sie wird durch keine Impfung beeinflußt. Wenn nach einem Zeckenbiß starke ringelförmige Rötungen, Hauterscheinungen oder Gelenkschmerzen auftreten, sollte man sich mit einem Arzt in Verbindung setzen.
Als Alternative zur FSME-Impfung kann man eine homöopathische Nosode einnehmen.
Diese Zeckenbißnosode von der Firma Stauffen wird als Globuli (D 200) angeboten und folgendermaßen angewendet:
Wenn das Kind infektfrei und völlig gesund ist, werden an einem Tag folgende Dosierungen gegeben.
1. 2 Kügelchen im Mund zergehen lassen.
2. Nach 5 Minuten nochmals 2 Globuli.
Die Wirkung hält etwa ein Jahr an, am besten verabreicht man diese Nosode im März, also vor der Zeckensaison. Hat man keine

Nosode gegeben, kann man bei erfolgtem Zeckenbefall, wenn man sehr ängstlich ist, folgende Mittel geben:
Am ersten Tag: Eine Gabe Ledum, möglichst C 200. Am zweiten Tag: Eine Gabe Hypericum, ebenfalls möglichst C 200.

Wissenswertes auf einen Blick

Aconitum (Blauer Eisenhut)
Leitmotive: universelles Schockmittel.

Arnika (Bergwohlverleih)
Leitmotive: Prellungen, Quetschungen, Blutergüsse, Sturz und Kopfverletzungen, Nasenbluten, immer als Folge von Sturz, Stoß, Schlag oder Gewalt, Schmerz »wie zerschlagen«.

Ferrum phosphoricum (Eisenphosphat)
Leitmotive: Verletzungen wie bei Arnika, zusätzlich Hitze, Schwellung, entzündete Haut, leichte Abschürfungen dazu.

Rhus toxicodendron (Giftsumach)
Leitmotive: Verrenkung, Verstauchung, Zerrung, oft Folge von Nässe, Kälte, sportliche Überanstrengung, Bewegung und Wärme bessern, Ruhe verschlechtert.

Bryonia (Weiße Zaunrübe)
Leitmotive: Verletzung wie bei Rhus toxicodendron, aber: Bewegung verschlechtert, Ruhe bessert.

Ruta (Weinraute)
Leitmotive: Verrenkung, Zerrung, Sehnenverletzung, Folge von einseitiger Belastung oder nach Überanstrengung, stechender Schmerz, Bewegung verschlechtert.
Schmerzen am Auge durch Überanstrengung: Ruta!

Symphytum (Beinwell)
Leitmotive: Knochenbrüche, Sehnenverletzungen, Knochenhautverletzungen, umgeknickter Fuß. Augapfelverletzung durch stumpfe Gewalt: Symphytum!

Hypericum (Johanniskraut)
Leitmotive: Nervenverletzungen (Fingerkuppe), Zahnschmerzen, ziehender Schmerz entlang der Nervenbahn.

Calendula (Ringelblume)
Leitmotive: Schürfwunden, Riß- und Bißwunden, verunreinigte, verklebte oder schlecht heilende Wunden, desinfizierend, wundheilend, schmerzstillend, innerlich und äußerlich anzuwenden.

Hepar sulfuricum (Kalkschwefel)
Leitmotive: eiternde Wunden, tiefsitzende Fremdkörper.

Staphisagria (Stefanskörner)
Leitmotive: Schnitt- und Platzwunden, glatte Wundränder, schmerzstillende und zusammenziehende Wirkung, zur Mükkenabwehr.

Phosphor (Phosphor)
Leitmotive: Veranlagung zu Nasenbluten und Blutergüssen.

Belladonna (Tollkirsche)
Leitmotive: Sonnenbrand, Sonnenstich, Verbrennungen.

Cantharis (Spanische Fliege)
Leitmotive: starke Verbrennungen, Sonnenbrand, schmerzstillend.

Causticum (Ätzkalk)
Leitmotive: stark schmerzstillend, bei Verbrennungen.

Ledum (Sumpfporst)
Leitmotive: Insektenstiche, perlmuttfarben schimmernd, harte Schwellung, nicht heiß, ziehender Schmerz.

Apis (Honigbiene)
Leitmotive: Insektenstiche, heiß, rot, geschwollen.

Testen Sie Ihre erworbenen Kenntnisse!

(Lösungen Seite 126)

1. Tim ist mit seinem Mountainbike gestürzt. Die Haut am Knie ist abgeschürft, kleine Schmutzteilchen kleben noch daran. Am Ellenbogen sieht es ähnlich aus. Tim weint vor Schmerzen.
   Was tun Sie?

2. Beim Sportfest hat Simone großen Erfolg gehabt. Die Siegerurkunde hat sie wirklich verdient. Leider hat sie sich beim Weitsprung den Fuß verdreht. Außerdem ist sie ziemlich durchgefroren und durchnäßt, denn es war kühles Nieselwetter. Der Schmerz verstärkt sich durch Ruhigstellung.
   Für welche Arznei ist das typisch?

3. Uwe und Peter haben sich wieder einmal gestritten. Uwe hat dabei seinen Bruder kräftig ans Schienbein getreten. Jetzt tut es ihm aber schon wieder leid, denn Peters Bein tut höllisch weh, vor allem direkt am Knochen.
   Welches Mittel kann Peter helfen?

4. Das Fußballspiel vom Verein »Schnelle Kicker« war wieder einmal erfolgreich. Stolz kommt Jan nach Hause, wieder einmal 4:0 für seine Mannschaft. Leider ist Jan von zahlreichen Prellungen übersät, denn als Torwart hat er so manchen Ball abgewehrt.
   Welches Mittel bekommt Jan?

5. Karin hat sich beim Spielen in der Sonne einen tüchtigen Sonnenbrand zugezogen. Die alten Hausmittel haben wenig Erfolg gebracht. Der Sonnenbrand bereitet Karin starke Schmerzen, die Haut ist bereits knallrot.
   Welches Mittel kann hier helfen?

6. Frank hat bei seinem Freund Tobias wieder einmal den ganzen Nachmittag mit dem neuen Computerspiel gespielt. Jetzt reibt er sich ständig die Augen, sie brennen und sind auch etwas gerötet.
   Welche Arznei geben Sie Frank?

7. Beim Aussteigen aus dem Auto hat Jasmin sich den Finger geklemmt. Sie jammert und schreit, denn der Schmerz ist sehr heftig. Der Finger verfärbt sich blau, der Schmerz zieht bis zum Handgelenk.
   Welches Mittel ist hier angezeigt?

Anhang

Lösungen

Säugling und Kleinkind (Seite 30)
1. Chamomilla
2. Aethusa
3. Cina
4. Carbo vegetabilis
5. Rheum
6. Cuprum
7. Magnesium phosphoricum
8. Mezereum

Schlafstörungen bei Kindern (Seite 35)
1. Kalium phosphoricum
2. Cypripedium
3. Chamomilla
4. Ambra grisea
5. Causticum

Fieber und fieberhafter Infekt (Seite 43)
1. Belladonna
2. Bryonia
3. Nux vomica
4. Rhus toxicodendron
5. Ferrum phosphoricum
6. Belladonna
7. Aconitum

Halsschmerzen (Seite 51)
1. Apis
2. Lachesis
3. Barium carbonicum
4. Phytolacca
5. Dulcamara
6. Belladonna
7. Mercurius solubilis

Schnupfen und Nebenhöhlenentzündung (Seite 58f.)
1. Belladonna
2. Euphrasia
3. Pulsatilla
4. Cinnabaris
5. Nux vomica
6. Arsenicum album
7. Sambucus

Ohrenschmerzen (Seite 64f.)
1. Plantago major
2. Verbascum
3. Aconitum
4. Ferrum phosphoricum
5. Capsicum
6. Plantago major

Husten, Bronchitis, Krupphusten (Seite 75ff.)
1. Antimonium tartaricum
2. Bryonia
3. Bromum
4. Ipecacuanhae
5. Sticta pulmonaria
6. Sanguinaria
7. Spongia

Magen- und Darmerkrankungen (Seite 86f.)
1. Okoubaka
2. Pulsatilla
3. Petroleum
4. Arsenicum album
5. Nux vomica
6. Veratrum album
7. Ipecacuanhae

Kinderkrankheiten (Seite 103f.)
1. Euphrasia
2. Antimonium crudum
3. Ferrum phosphoricum
4. Phytolacca
5. Gelsemium
6. Cuprum
7. Sanguinaria

Verletzungen (Seite 123f.)
1. Calendula
2. Rhus toxicodendron
3. Symphytum
4. Arnica
5. Cantharis
6. Ruta
7. Hypericum

Register

Weitere Titel aus dem humboldt-Programm

Allgemein

Homöopathie – Naturmedizin für jedermann ht 553
Ratgeber Wechseljahre ht 589
Abwehrkräfte stärken – gesund bleiben ht 616
Gesund durch Entschlacken ht 676
Akupressur. Schmerzfrei ohne Tabletten ht 700
Ratgeber Empfängnisverhütung ht 708
Fußreflexzonenmassage ht 711
Laborwerte im Klartext ht 789
Allergien bei Kindern vorbeugen ht 790
Gesund durch die heilenden Kräfte der Natur ht 944
Stay young! Fitneß für Körper, Geist und Seele ht 945

Besondere Themen

Aktiv gegen Cellulite ht 640
Gesundheitsratgeber Cholesterin ht 671
Allergien ganzheitlich behandeln ht 717
Aktiv gegen Osteoporose ht 724
Im Blickpunkt: Kontaktlinsen ht 737
Asthma und chronische Bronchitis ht 738
Diagnose: Alzheimer. Ein Ratgeber für Patienten und Angehörige ht 739
Schuppenflechte. Ein Patientenratgeber ht 740
Natürlich schöne Haut ht 764

Entspannung

Autogenes Training. Der Weg zur inneren Ruhe ht 336
Entspannungstraining: Trainingskurs mit Cassette ht 809
Entspannungsgymnastik für Hals und Schultern ht 761
Gesund mit Yoga ht 765
Das große Buch der Entspannungstechniken ht 923
Yoga easy ht 955
T'ai Chi easy ht 956
Qi Gong easy ht 957

Ernährung

Heilfasten = gesund + schlank ht 407
Schach dem Schmerz! Mit richtiger Ernährung gegen chronische Schmerzen ht 709
Was ist heute noch gesund? ht 725
Ernährung sportiv ht 950

Yoga

Das ist Yoga! ht 082
Yoga für Frauen ht 588
Das große Yoga-Buch ht 943